糖質も脂質も
少なくてヘルシー

お腹いっぱい
食べたのに
やせた!

気になる数値が
改善した!

大豆ミートは最強の
タ　　　　材です!

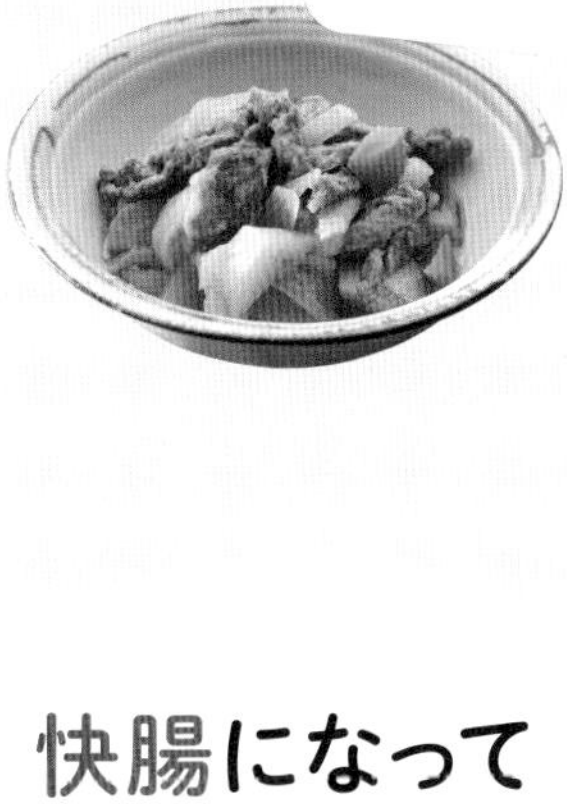
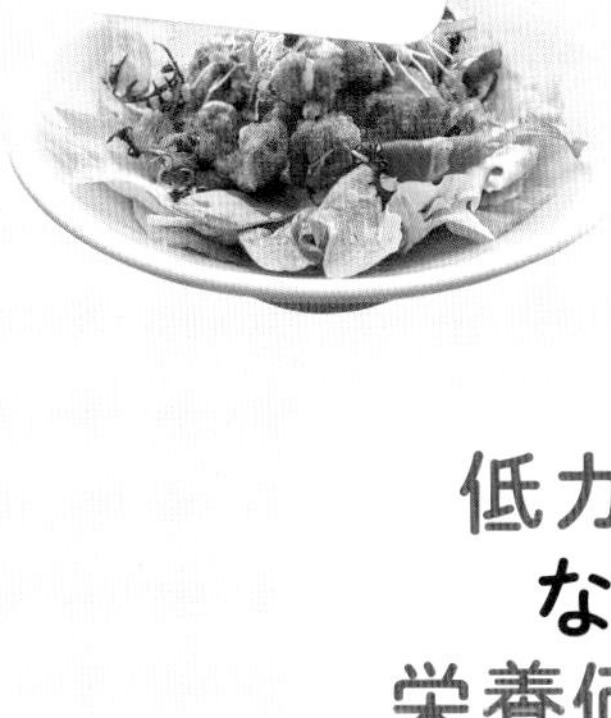
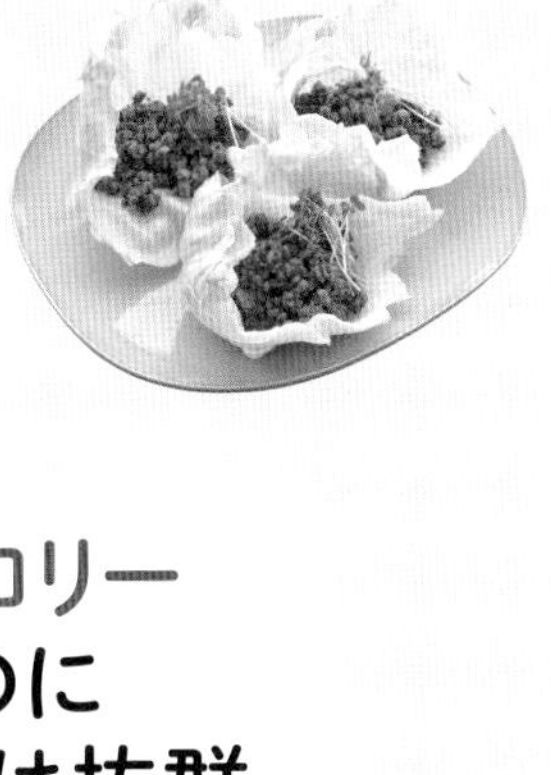

低カロリー
なのに
栄養価は抜群

快腸になって
体が軽い

本当に
おいしいから
飽きがこない

動脈硬化も
予防できる

ダイエット食材対決 1

Q 脂肪が効率的に燃えて、やせるのはどっち!?

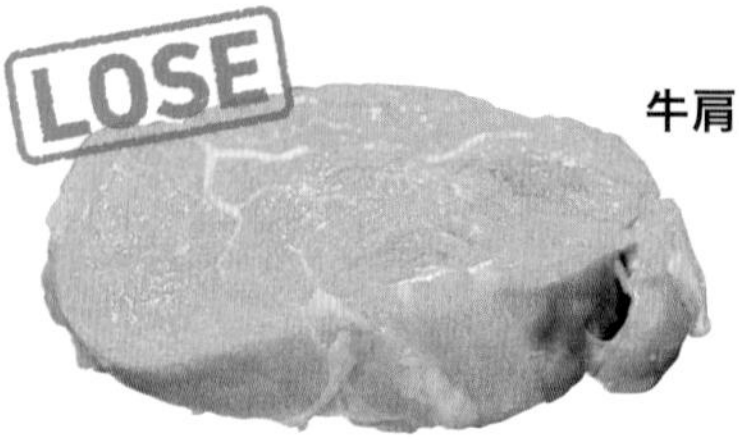

牛肩ロース

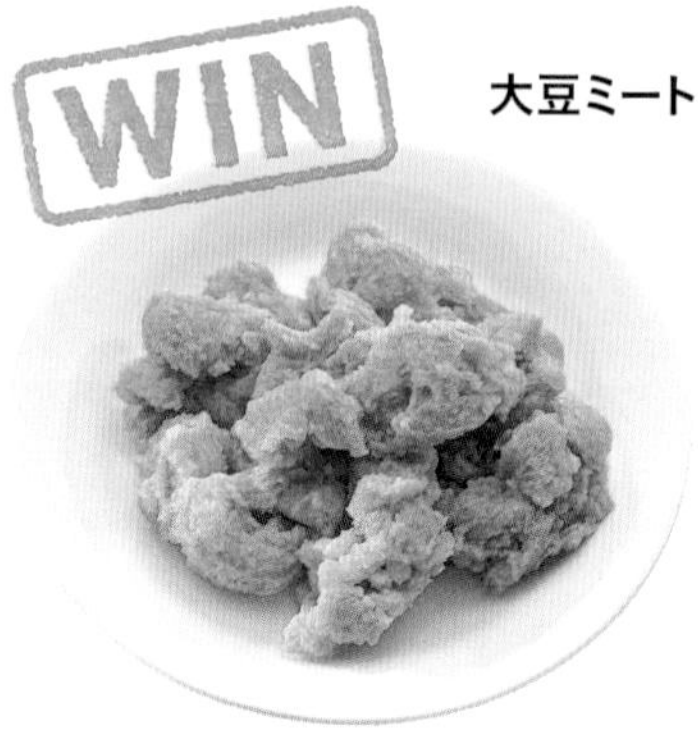

大豆ミート

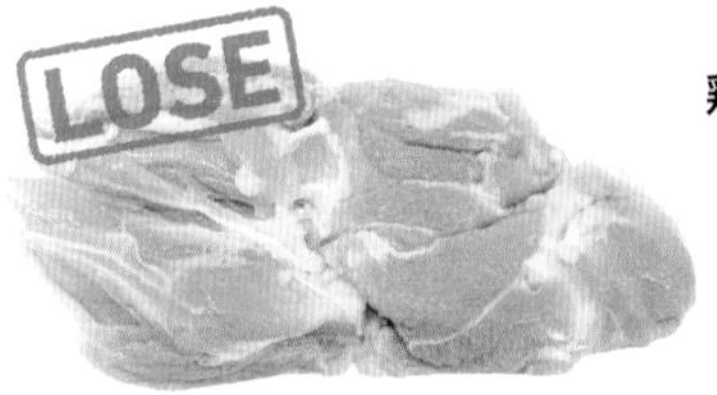

鶏もも

●肉と大豆ミートの栄養比較(100g あたり)

栄養価	牛肩ロース	鶏もも	大豆ミート※	
エネルギー(kcal)	318	204	90	カロリーは牛肩ロースの1/3以下と超ヘルシー
脂質(g)	26.4	14.2	0.75	圧倒的に低脂質で、脂肪分を気にする必要なし
コレステロール(mg)	71	89	0	コレステロールゼロだから健康が気になる人の強い味方
タンパク質(g)	16.2	16.6	11.6	肉にも劣らないタンパク質量で筋肉づくりをサポート

※大豆100%原料の大豆ミートを湯戻し後(4倍)の計算値　参考:『日本食品標準成分表2015年版(七訂)』

A 低カロリー・高タンパクで、脂肪を燃やすのは、大豆ミート!

ダイエット食材対決 ②

Q 腸内環境が改善されて、やせるのはどっち!?

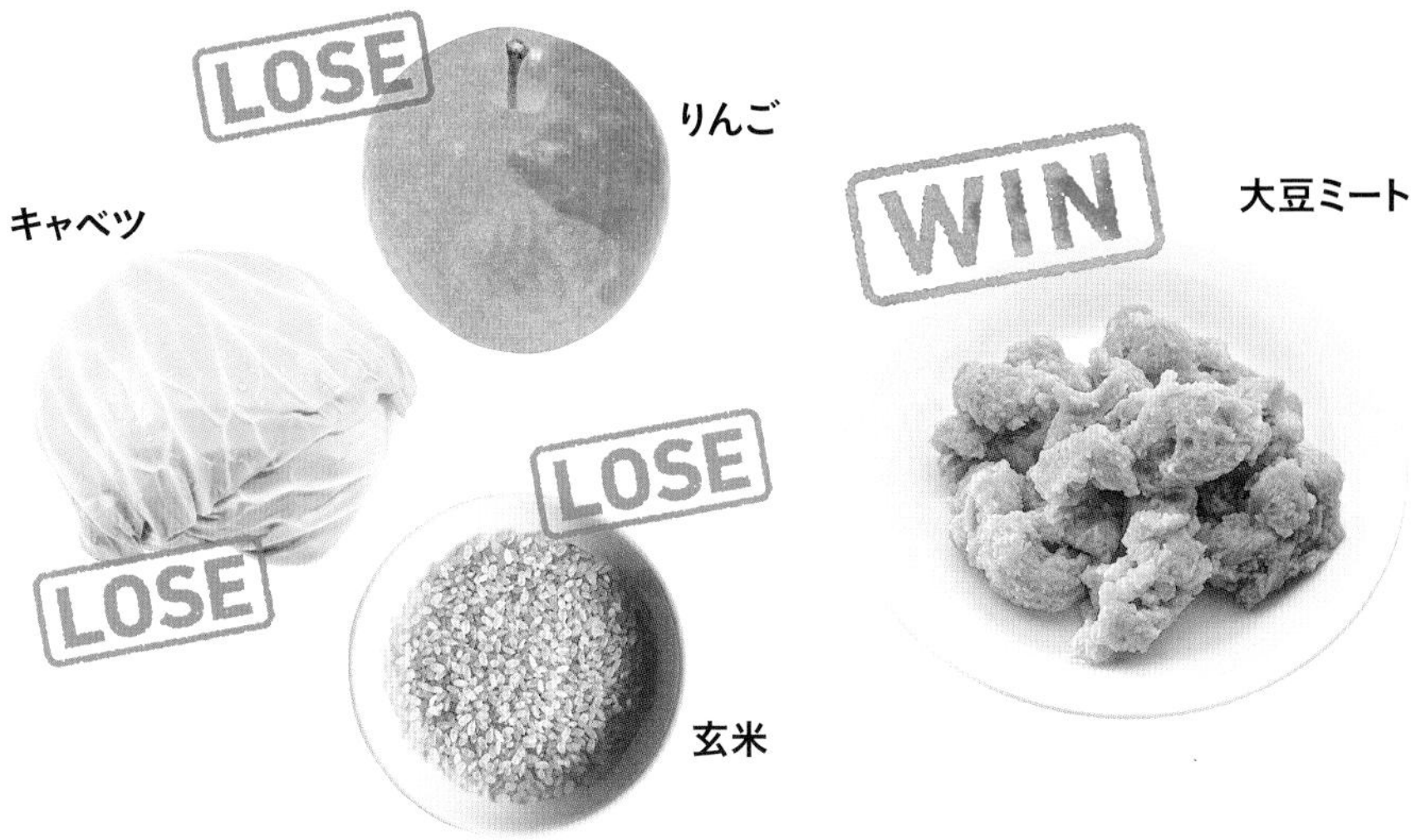

●食品中に含まれる食物繊維量の比較（100gあたり）

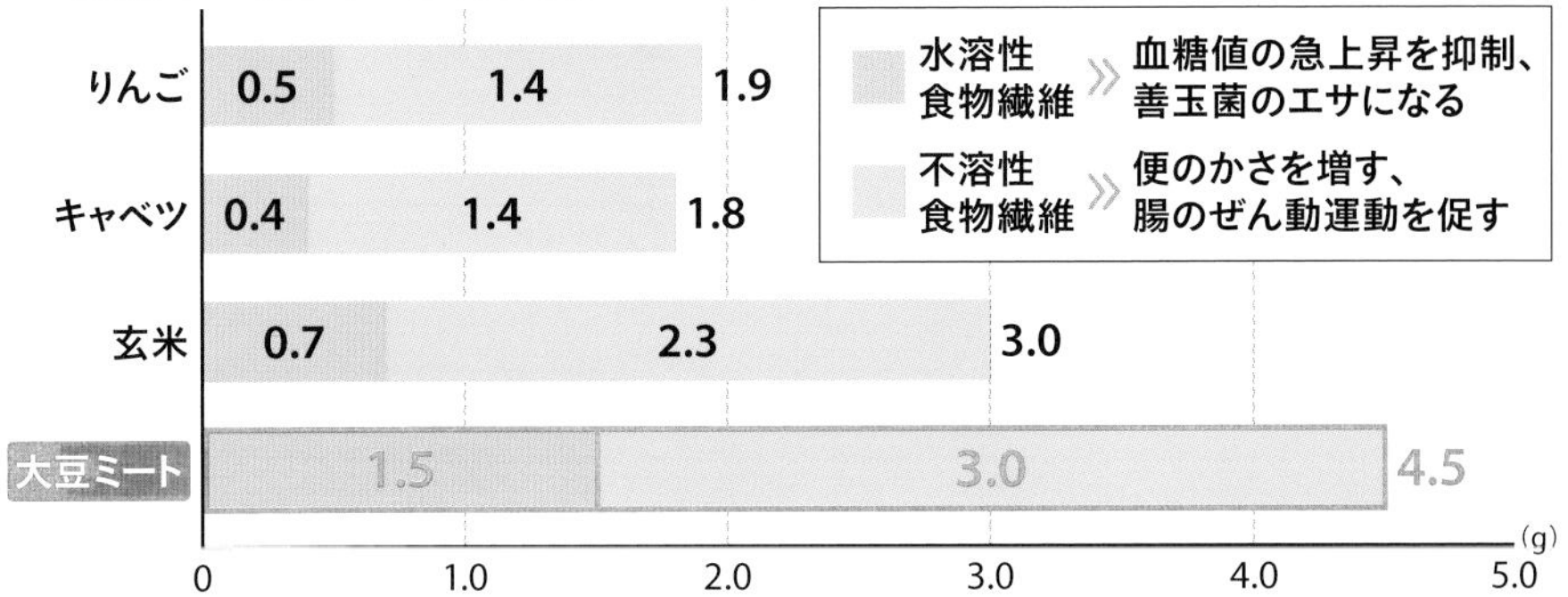

※大豆100%原料の大豆ミートを湯戻し後（4倍）の計算値　参考：『日本食品標準成分表2015年版（七訂）』

A　食物繊維たっぷりで、腸内環境を改善するのは、

大豆ミート!

このように大豆ミートには
優れたダイエット&
健康効果があります。
肉の置き換え食材として、
和洋中さまざまな料理に使えます。

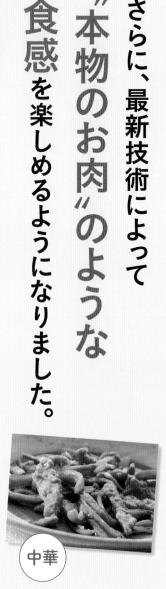

さらに、最新技術によって
〝本物のお肉〟のような
食感を楽しめるようになりました。

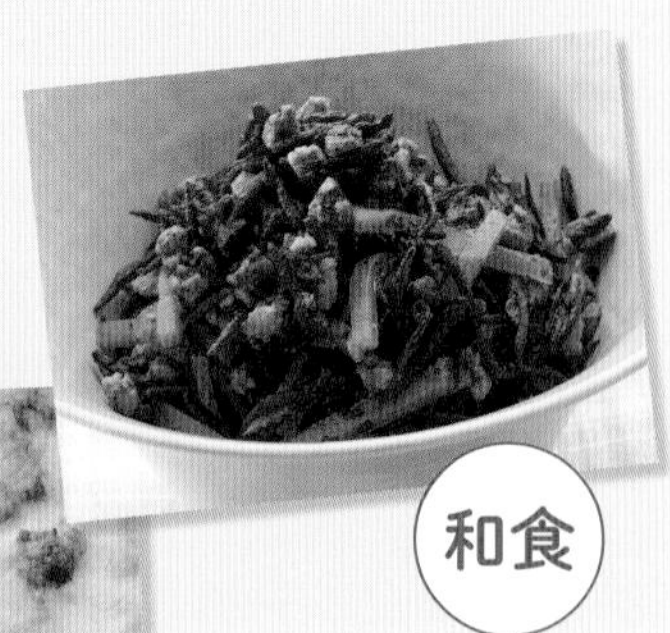

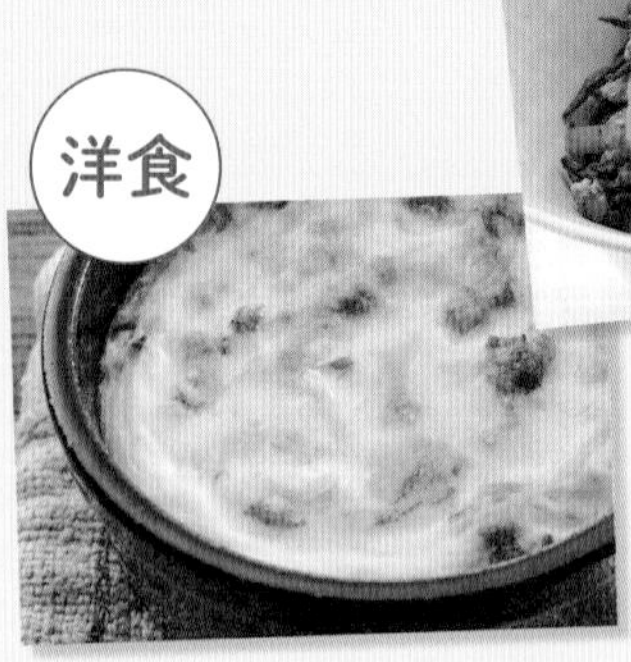

顕微鏡で肉の粒を拡大すると、そこにおいしさのヒミツが……

本物の肉を使った
高級ハンバーグ

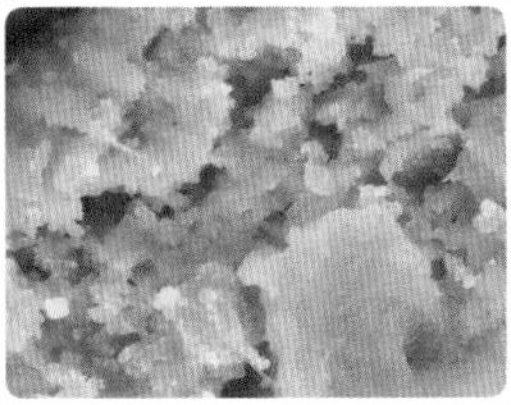

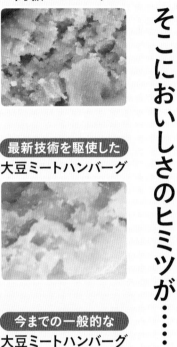

最新技術を駆使した
大豆ミートハンバーグ

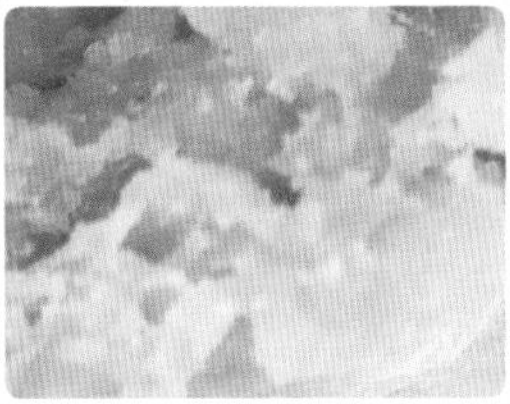

不揃いな断面がポイント！

今までの一般的な
大豆ミートハンバーグ

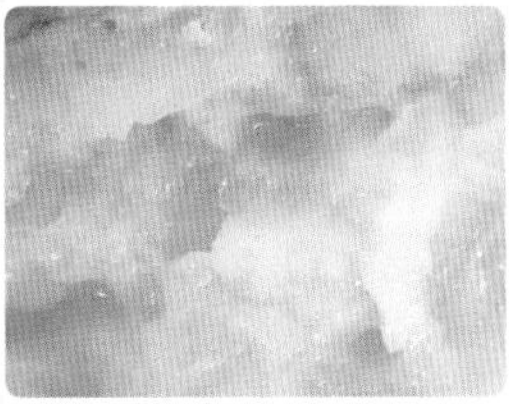

以前の大豆ミートは粒感がないため、歯ごたえを感じにくかった。最新技術を駆使することで、本物の肉のような粒の大きさや形が再現され、肉ならではの弾力感が生まれた。　画像提供／大塚食品

では、本物の肉料理と比較検証して、ダイエット＆健康効果にどんな違いがあるかを見てみましょう。

人気のお肉料理対決①

旨味のつまったハンバーグも大豆ミートならダイエット＆健康効果バツグン！

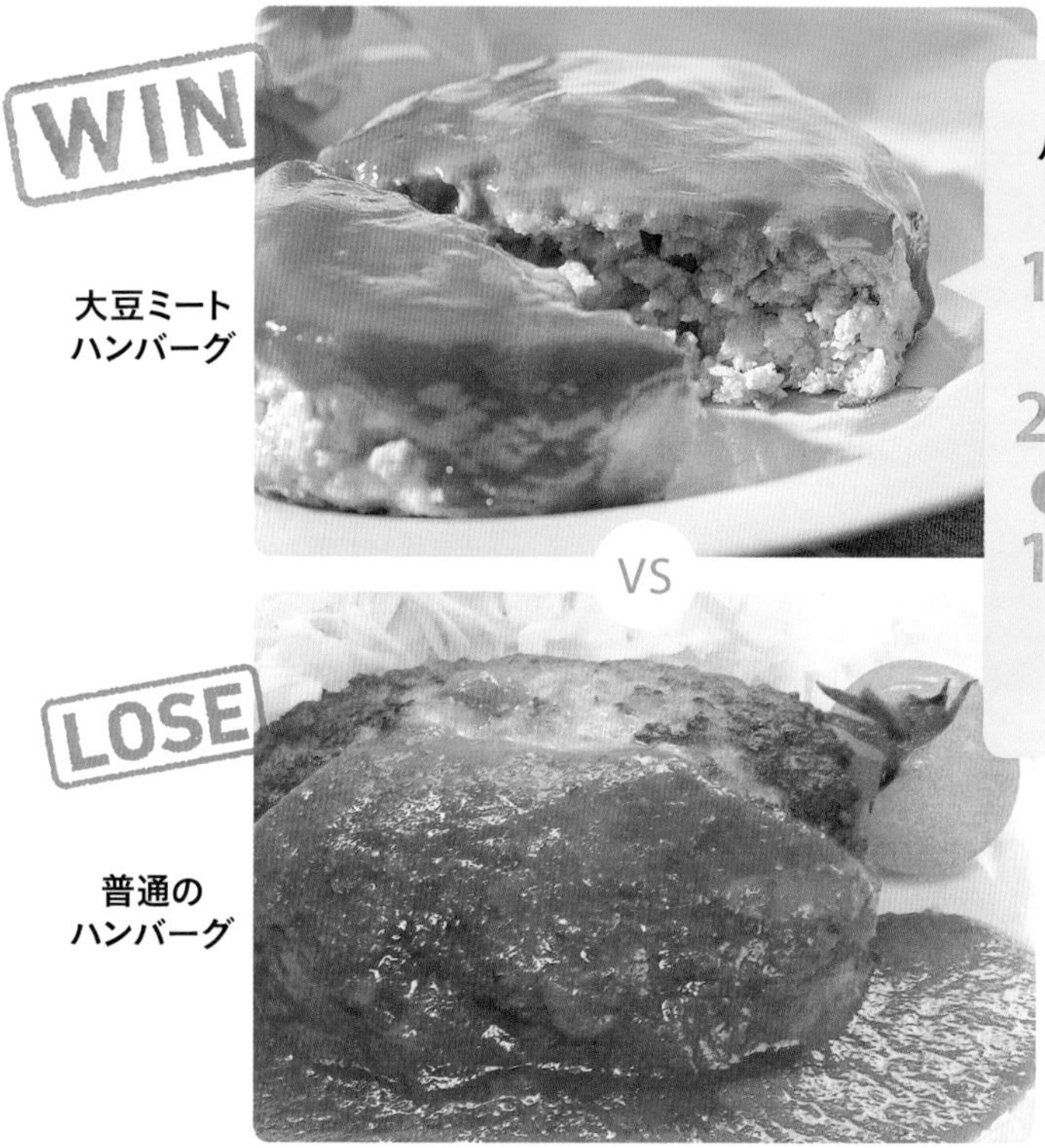
WIN
大豆ミート
ハンバーグ
VS
LOSE
普通の
ハンバーグ

大豆ミート
ハンバーグなら、
エネルギー
17%ダウン
脂質
29%ダウン
コレステロール
13%ダウン
食物繊維
3倍！

●大豆ミートハンバーグと普通のハンバーグの栄養価の比較（1人分あたり）

栄養価	エネルギー (kcal)	脂質 (g)	コレステロール (mg)	タンパク質 (g)	食物繊維 (g)
大豆ミートハンバーグ※1	231	13.2	131	24.3	2.0
普通のハンバーグ※2	277	18.7	151	15.6	0.6

※1　大豆ミート30gと合いびき肉（牛：豚＝5:5）35gの計65gを使用［P98のレシピ］
※2　合いびき肉（牛：豚＝5:5）を65g使用。　参考：『日本食品標準成分表2015年版（七訂）』

人気のお肉料理対決②

カリッとジューシーなからあげも
大豆ミートなら
ダイエット&健康効果バツグン!

大豆ミート
からあげなら、
エネルギー
28%ダウン
脂質
55%ダウン
コレステロール
96%ダウン
食物繊維
14倍!

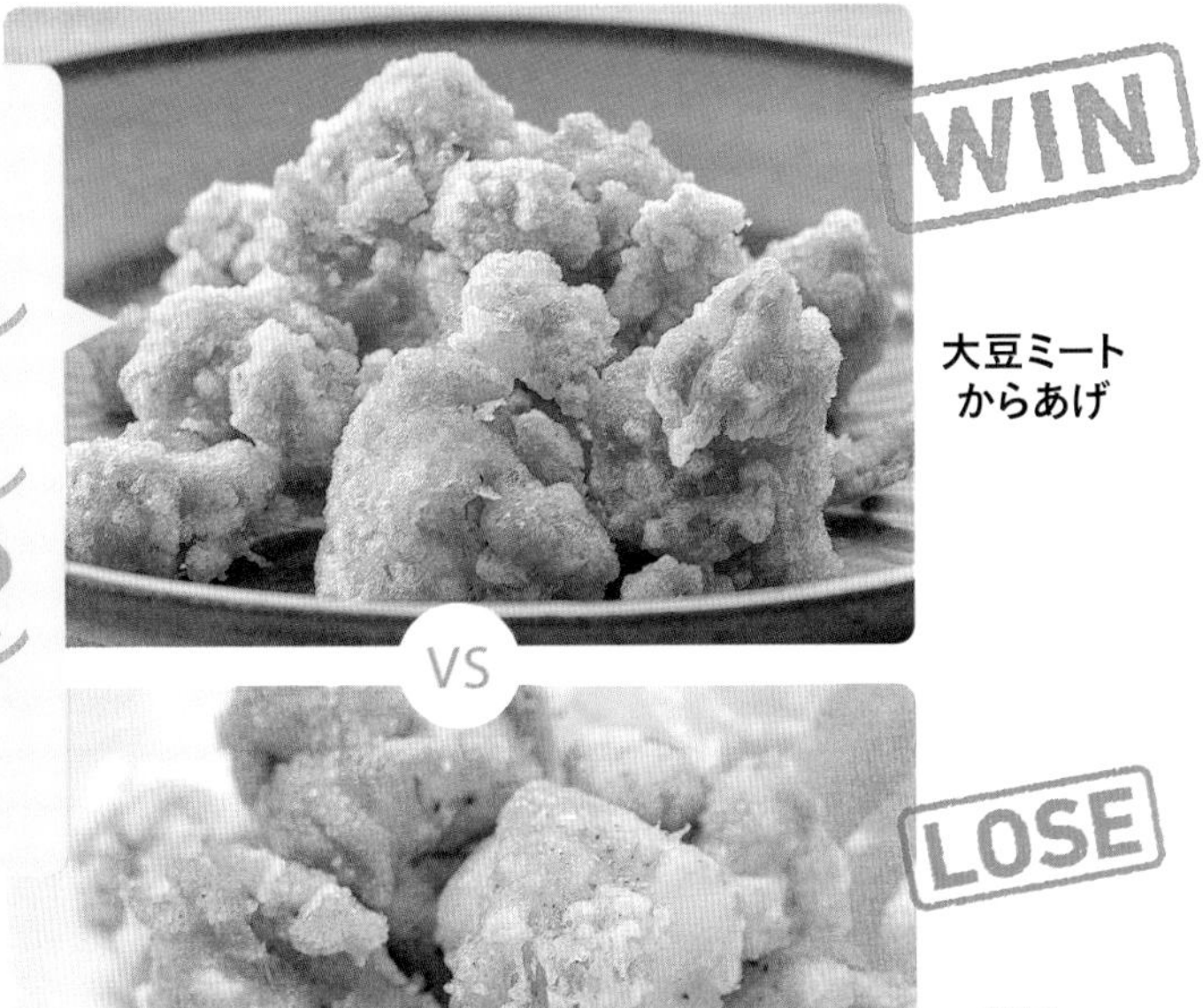

大豆ミート
からあげ

VS

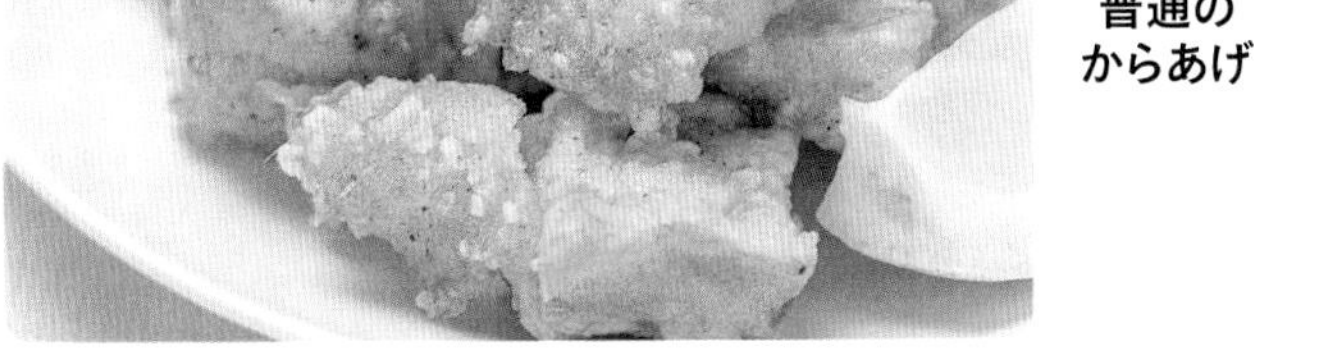

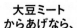

普通の
からあげ

●大豆ミートからあげと普通のからあげの栄養価の比較(1人分あたり)

栄養価	エネルギー (kcal)	脂質 (g)	コレステロール (mg)	タンパク質 (g)	食物繊維 (g)
大豆ミートからあげ※1	159	6.6	2	9.0	2.9
普通のからあげ※2	222	14.6	54	11.3	0.2

※1　大豆ミート60gを使用[P96のレシピ]
※2　若鶏もも皮つき65gを使用。　参考:『日本食品標準成分表2015年版(七訂)』

現在、ダイエットの主流ともいえる糖質制限。
お肉中心の食生活になっている方もいるのでは？
最初は体重が減るかもしれませんが、
そこには大きな危険が潜んでいます。

肉の摂取量が増える

↓

動物性脂質の摂り過ぎ

↓

大豆ミートなら、〝まるでお肉〟の
おいしさと満足感を維持しながら
健康的にダイエットができます。

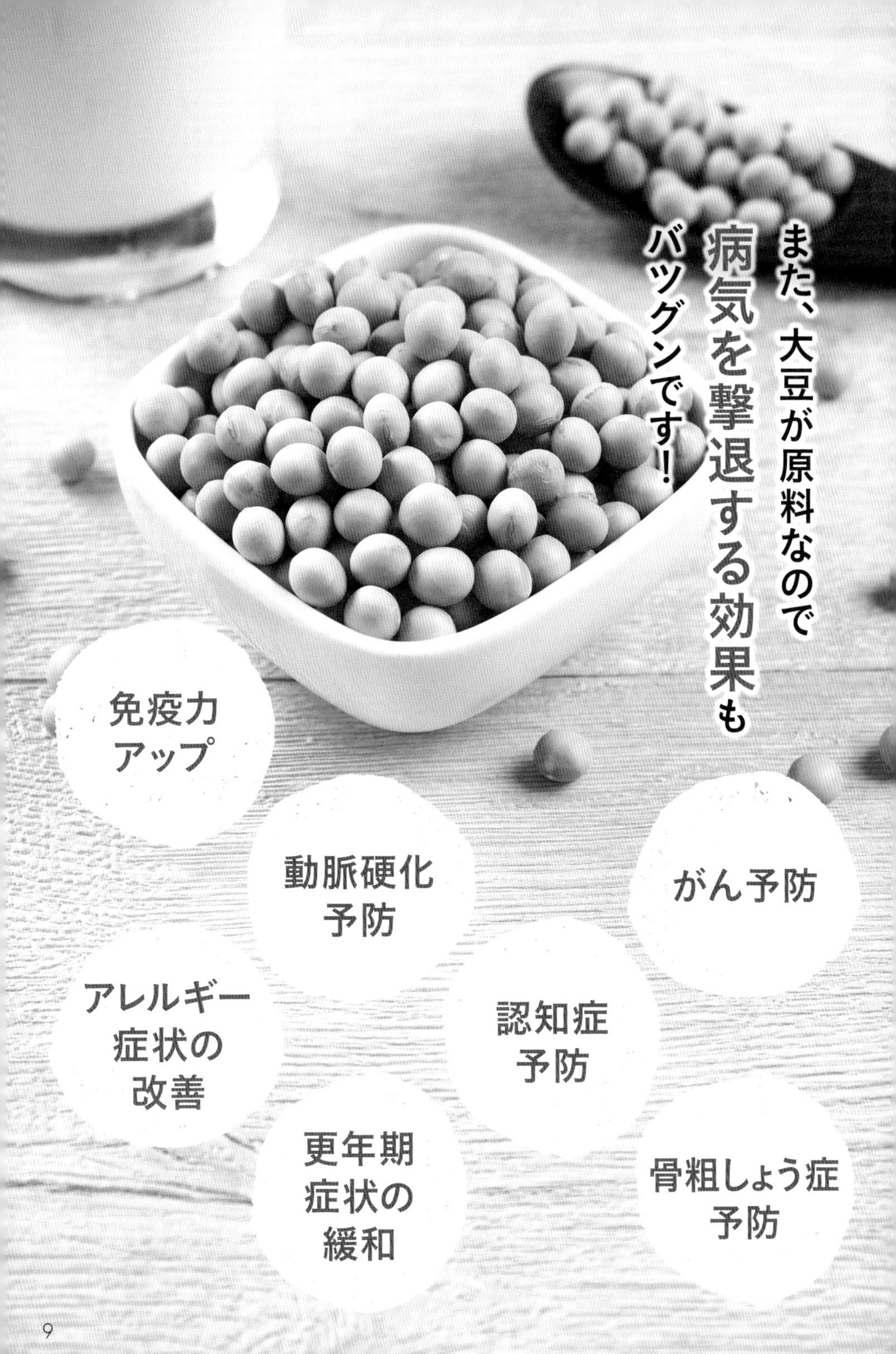

また、大豆が原料なので
病気を撃退する効果も
バツグンです!

免疫力
アップ

動脈硬化
予防

がん予防

アレルギー
症状の
改善

認知症
予防

更年期
症状の
緩和

骨粗しょう症
予防

大豆ミートは欧米を中心に世界的な大ブーム!!

大豆ミート（代替肉）を食事に取り入れる
ビーガン（植物性素材のみを食べる）は、
世界的に広まっています。

海外セレブやハリウッド俳優、
モデル達にも多く、
レオナルド・ディカプリオやマドンナ、
アリアナ・グランデもビーガンです。

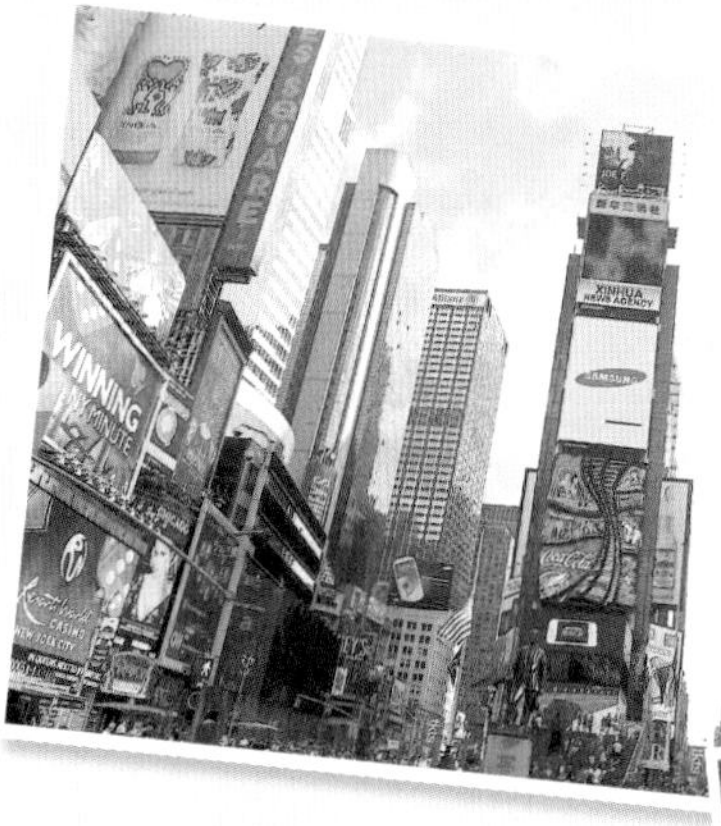

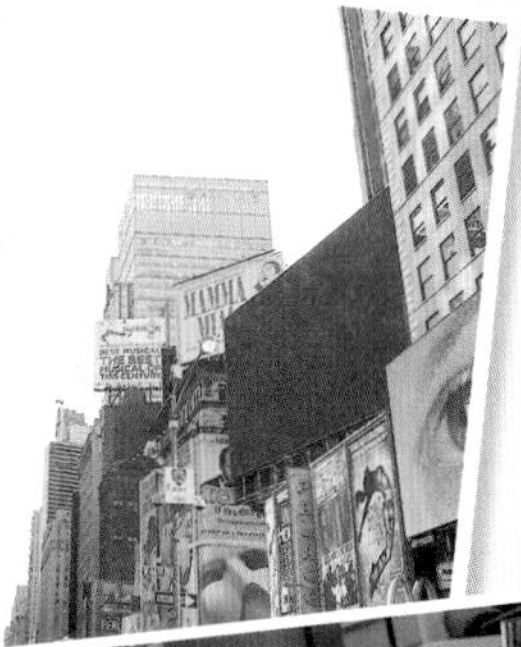

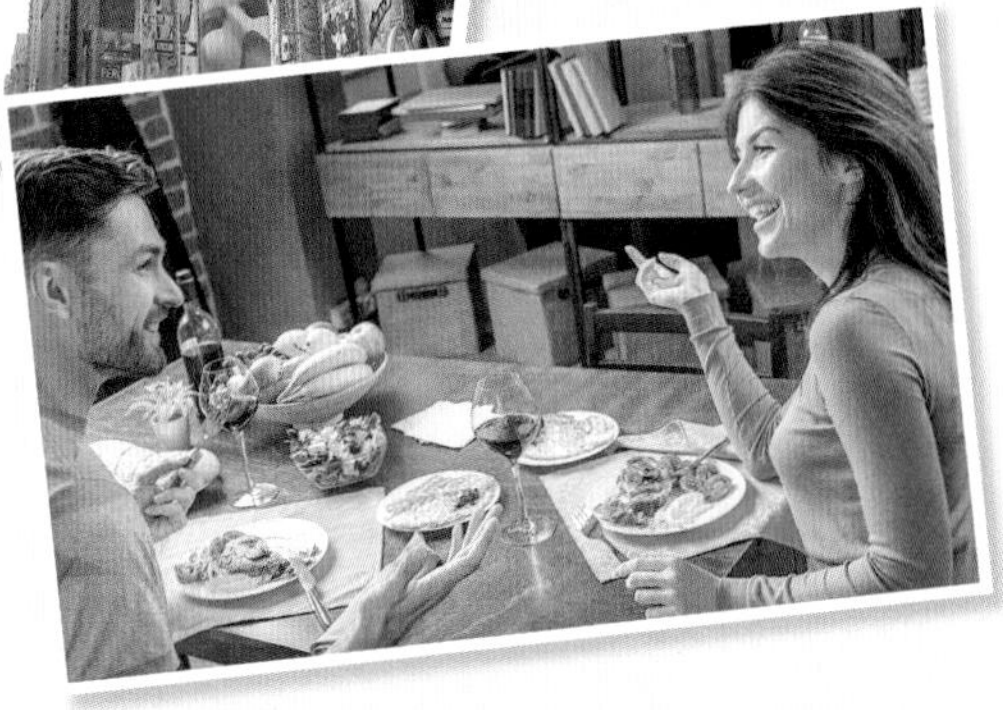

大豆ミートなどの代替肉の世界市場規模予測

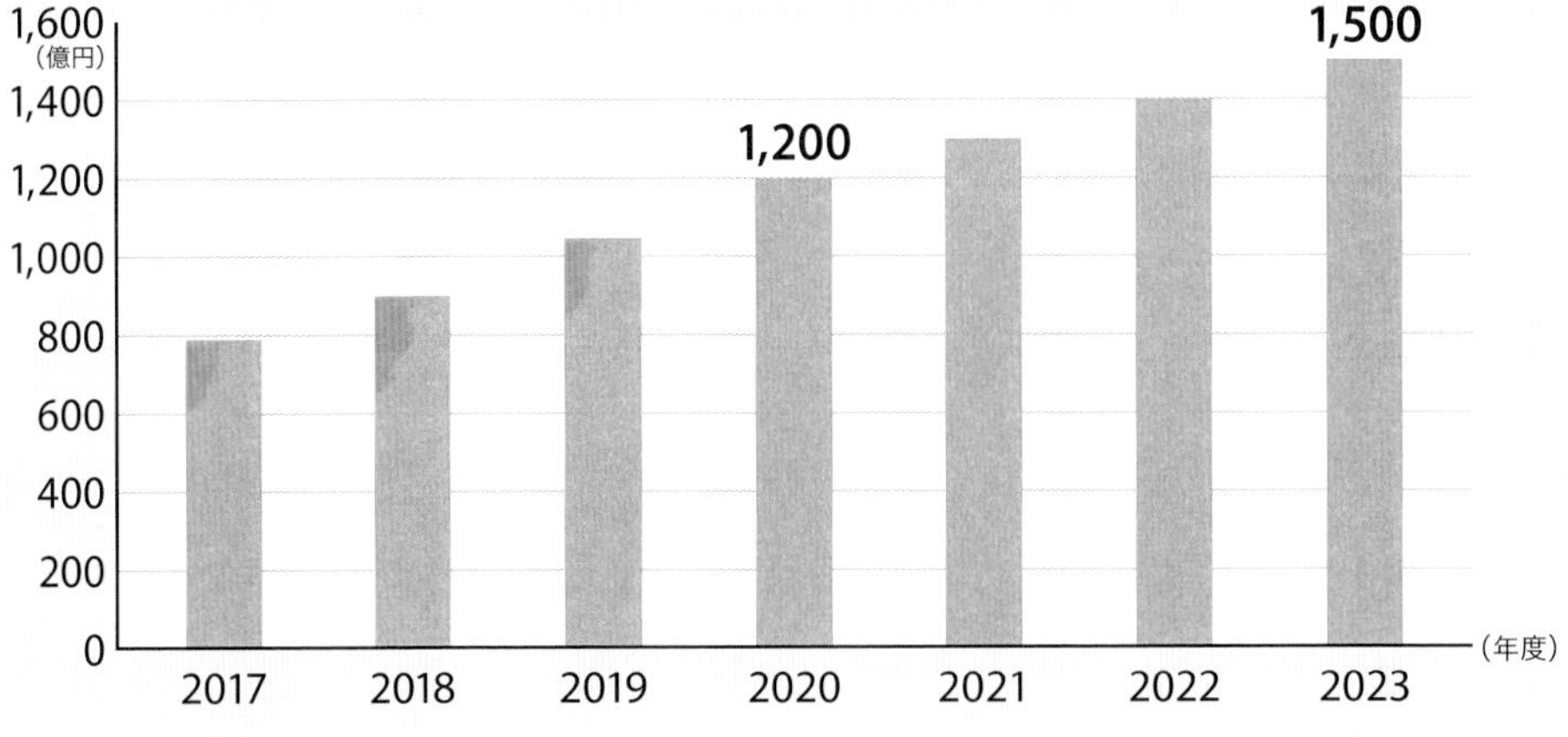

MDB Digital Searchの調査では、大豆ミートなどの代替肉の市場は、2023年度には約1500億円にまで拡大すると推計されている。欧米では健康志向の高まりで植物性食品の需要が拡大しており、本物の肉により近い製品の開発が進んでいる。

さらに、私がこの本で初公開する
池谷式 大豆ミートダイエットには、
ダイエット ＆ 健康効果 を高める
4つのポイントがあります。

このポイントを守れば、
食べたいものをガマンする必要なし！
お腹いっぱい食べてもＯＫです。

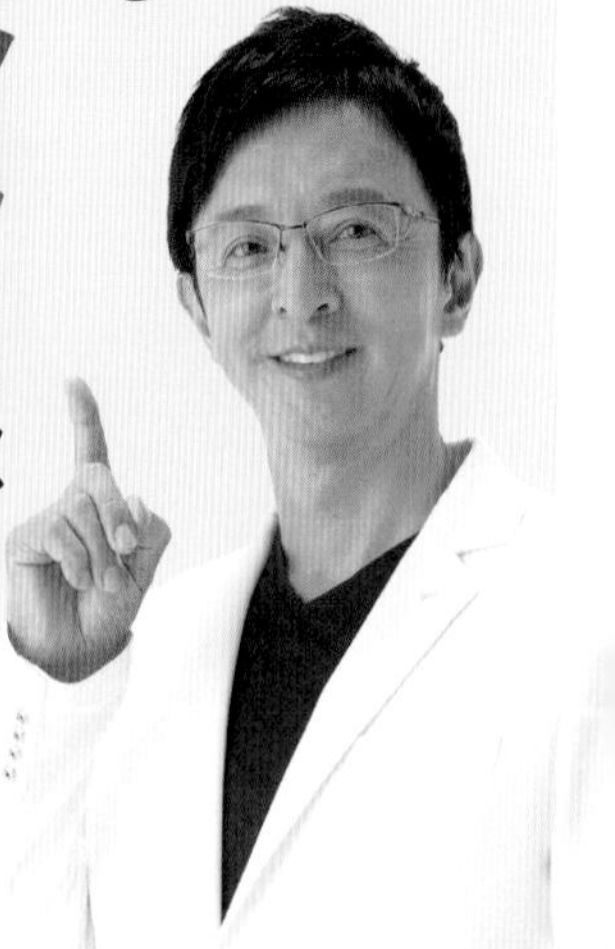

ポイント 1

肉を大豆ミートで代用し カロリーを大幅にダウン

牛肉や鶏肉、豚肉の代用として大豆ミートを使えば、おいしさはそのままにカロリーは大幅に減らせます。脂質もコレステロールも減るので健康効果もアップ。

ポイント 2

大豆ミートファーストで 血糖値の急上昇を抑制

食べる順番を変えるだけで、ダイエット効果がアップ。最初に大豆ミートのおかず、最後に糖質（米・めん・パン）を食べることで、血糖値の上昇がゆるやかに。

ポイント 3

ゆる糖質制限を 組み合わせる

ゆるやかな糖質制限（糖質の量をこれまでの1／2〜1／3の量に減らす）を組み合わせることで、ダイエット効果がさらにアップ。短期間で体重が減ります。

ポイント 4

〝やせる大豆ミート〟にして ダイエット効果をアップ

そのままでも肉より格段にヘルシーな大豆ミートですが、さらにダイエット＆健康効果をプラス。「かつお粉」と「しょうが」でパワーアップさせて使います。

これが〝やせる大豆ミート〟

乾燥した大豆ミートに水を加えて電子レンジで加熱した後、かつお粉としょうがをまぶすだけ。誰でも簡単に作れて、うれしい効果がアップします（詳しくは88ページを参照）。

大豆ミート（大豆）

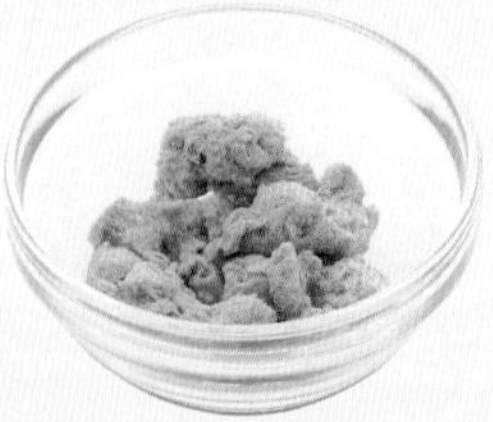

- 食物繊維 ➡ 糖質・脂質の吸収をブロック　体脂肪を燃焼
- 大豆オリゴ糖 ➡ 腸内環境を改善　体脂肪の蓄積を防ぐ
- 大豆イソフラボン ➡ 骨粗しょう症を予防　更年期症状を軽減　乳がん・前立腺がんを予防　動脈硬化を予防
- 大豆サポニン ➡ 脂質の吸収をブロック　抗酸化作用
- 大豆レシチン ➡ 美肌をサポート

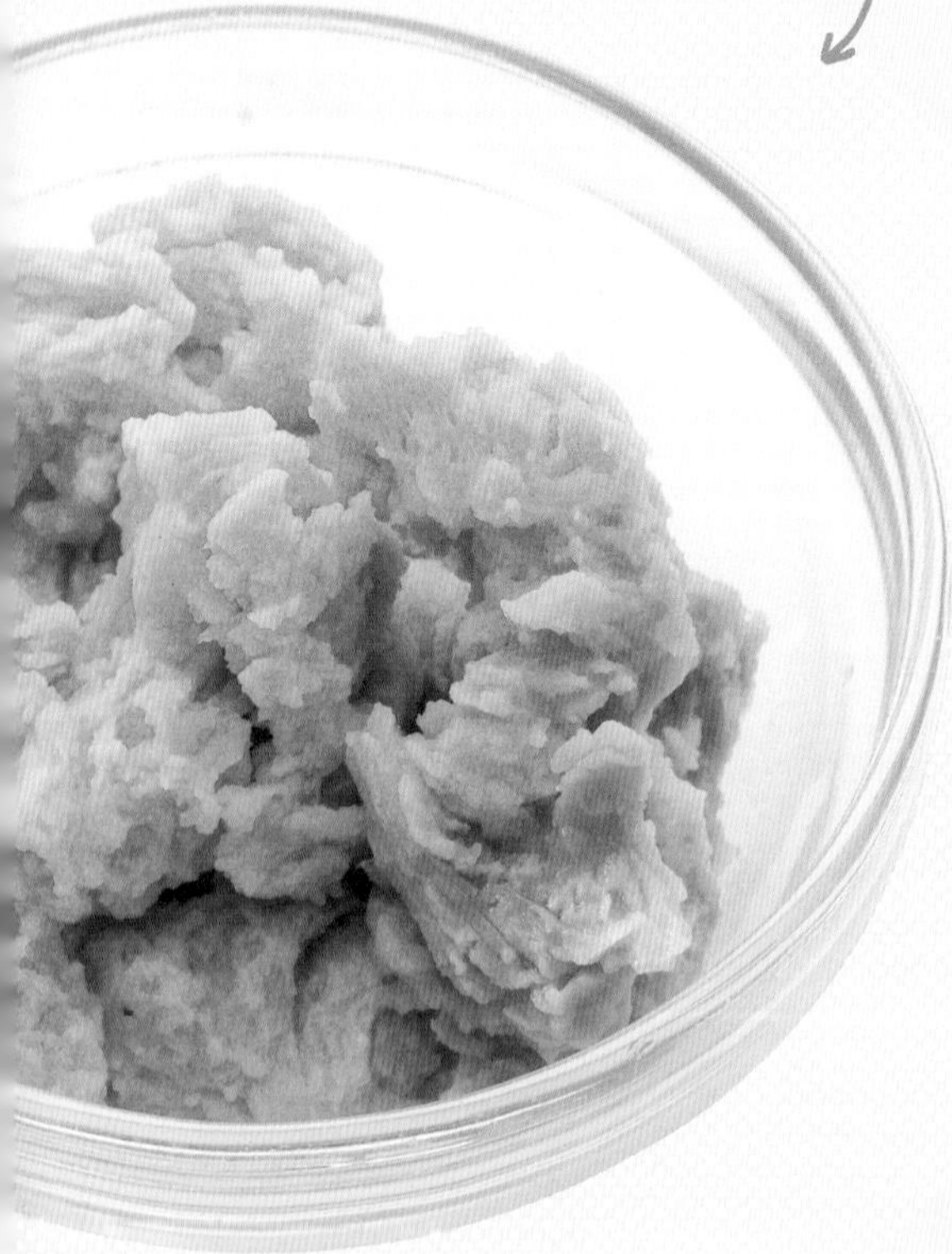

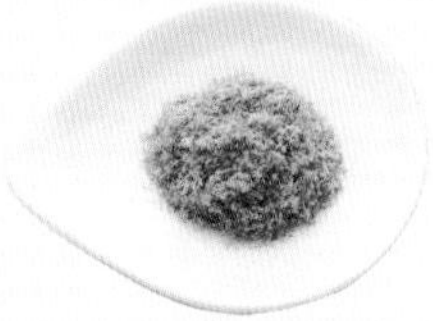

かつお粉

ヒスチジン ➡ 脂肪燃焼を促進　食欲を抑制　内臓脂肪を減らす

イノシン酸※1 ➡ ダイエットの継続をサポート

※1 うま味成分

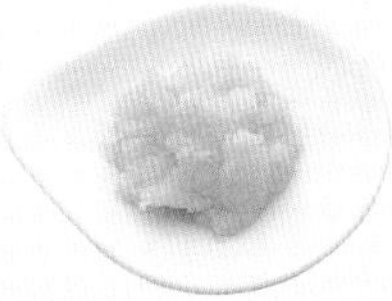

しょうが

ジンゲロール ➡ 脂肪燃焼　血行促進

ショウガオール※2 ➡ 脂肪燃焼　血行促進

※2 加熱調理後に期待できる成分

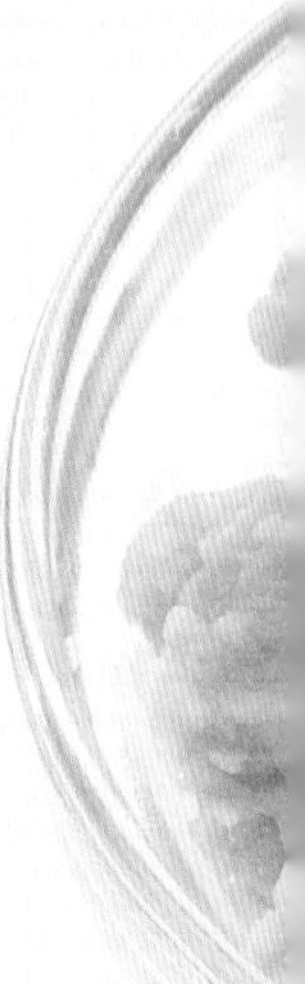

ダイエット・健康・美容に効果絶大!

この〝やせる大豆ミート〟を使って、夕食のみ大豆ミートダイエットを実践したモニターさんの変化をご覧ください。

驚きの結果は次のページに!

大豆ミートを食べたらこんなにやせました!!

18日間にわたり、夕食に大豆ミートを食べながら、ゆる糖質制限を実践してもらい、体重とウエストサイズの変化を測定。その結果、モニターさん全員に驚きの変化が！

CASE 1

田中雅美さん

（25歳・身長158cm）

18日間で −2.5kg

Before

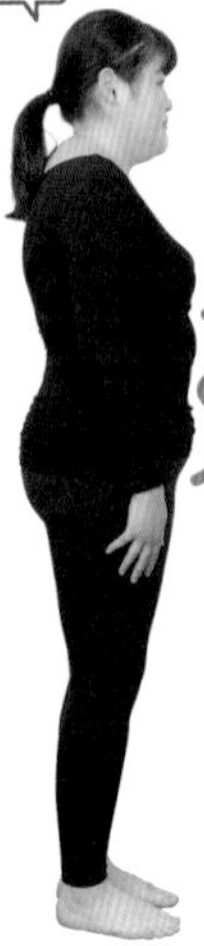

After

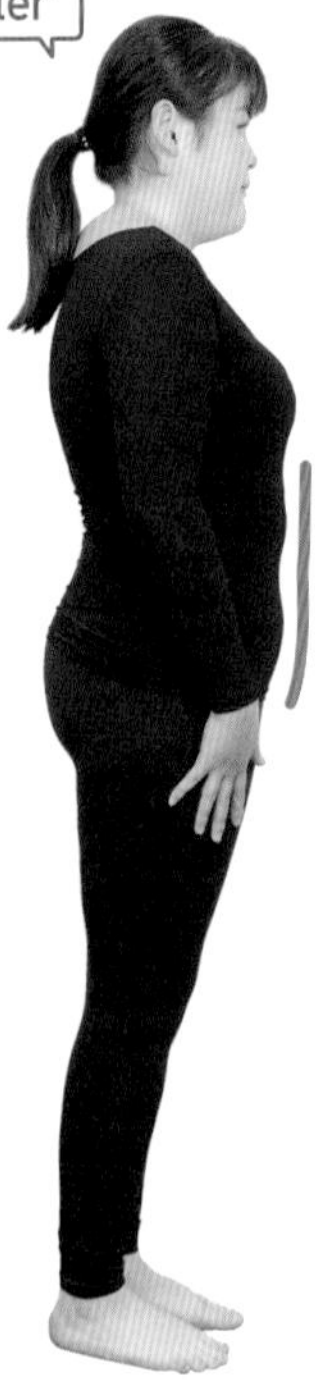

\下腹が凹んだ！/

	[Before]	[After]	
体重	75.8kg	73.3kg	−2.5kg
ウエスト	96.5cm	95cm	−1.5cm

“出産で増えた体重が減り、肌荒れとニキビも解消しました！”

出産で20kgも太ってしまい、どうにかして体重を戻したいと思っていました。でも、育児が大変で運動の時間は取れないし、食事は唯一の楽しみだし……。そんな私に、食事をガマンしなくていい大豆ミートダイエットはピッタリでした。大好きなご飯も食べてOKなのに、体重が減ったのが驚きです。

あごの下のニキビにも悩んでいたのですが、それもいつの間にか消えました。美肌まで叶って、とってもうれしいです。

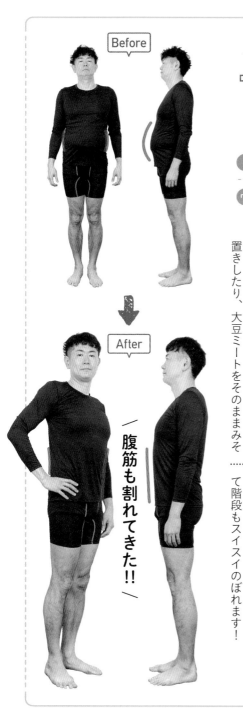

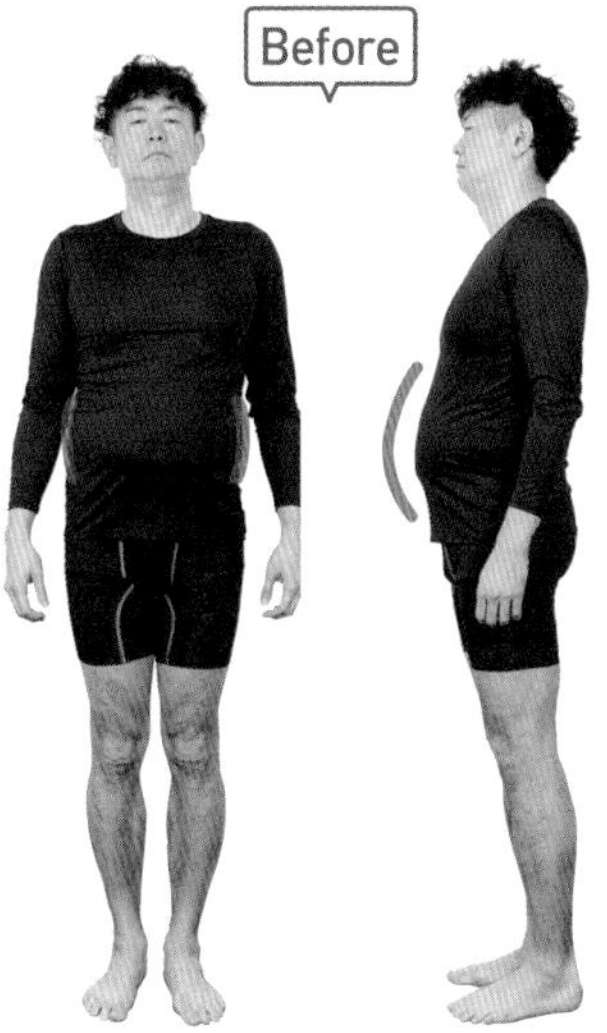

18日間で
-2.9kg

CASE 2

遠藤正昭さん

（45歳・身長182cm）

	[Before]	[After]	
体重	81.5kg	78.6kg	-2.9kg
ウエスト	102cm	88cm	-14cm

“運動よりも効果あり！洋服のサイズも変わりました”

夜の暴飲暴食がたたって、典型的なメタボ体型に……。運動は好きなので前からやっていましたが、中年になったせいか、運動してもなかなかやせなくなり困っていました。

そこで、大豆ミートダイエットに挑戦することに。ドライカレーを数日分作り置きしたり、大豆ミートをそのままみそ汁の具として入れたり。工夫次第で、手軽に取り入れられて、よく噛んで食べれば、かなり満足感もありました。始めて数日で体型の変化も自覚できて、食事の重要さを思い知りました。

ボタンが閉まらなくなっていたボトムがすっと入るようになり、体が軽くなって階段もスイスイのぼれます！

CASE 3

山田健介さん

（27歳・身長175cm）

18日間で -4.5cm

“お腹の中からスッキリ快腸に！”

肉食メインで、さらに野菜が苦手。そのせいかずっと便秘がちで、下腹ぽっこりに悩んでいました。でも、大豆ミートを食べ始めたら、3日目くらいから毎日快便に。食物繊維の効果で、腸にたまっていたものが、全部出た感じがします。

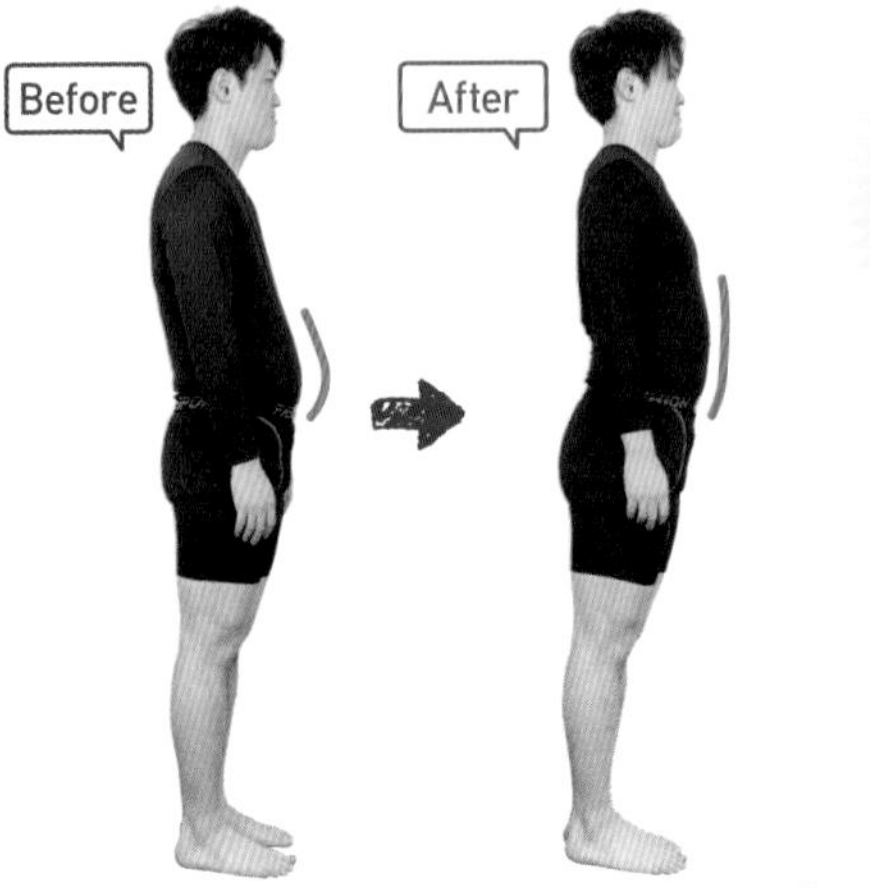

	[Before]	[After]	
体重	79.3kg	77.8kg	-1.5kg
ウエスト	97cm	92.5cm	-4.5cm

CASE 4

小倉佐代子さん

（74歳・身長153cm）

18日間で -18.5cm

“くびれのあるウエストに変身”

手軽にタンパク質を摂れるのが、大豆ミートの魅力ですね。そぼろタイプは重宝しました。体重はあまり減らなかったけれど、運動も一緒に行った成果が出て、お腹まわりの脂肪がスッキリ。もっとスリムになって、趣味のダンスを自信を持って踊りたいわ。

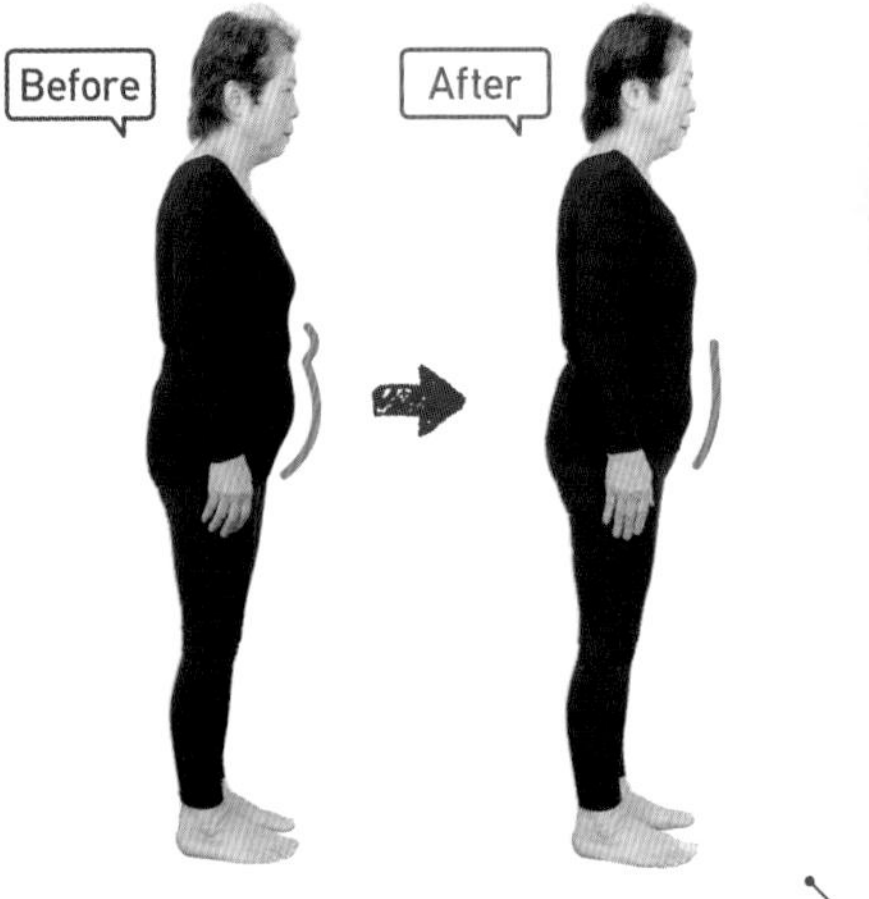

	[Before]	[After]	
体重	60.5kg	59.7kg	-0.8kg
ウエスト	99cm	80.5cm	-18.5cm

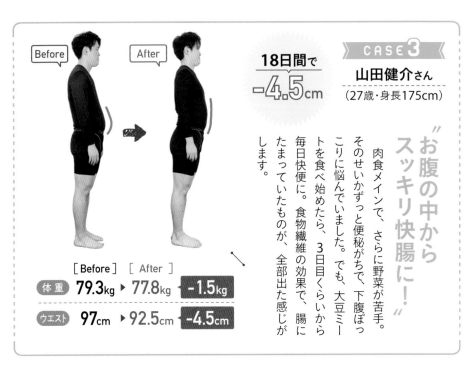

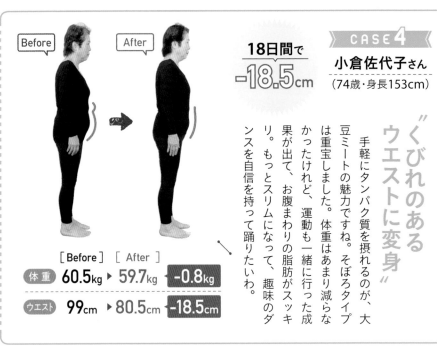

CASE 5

川原陽子さん

（67歳・身長162cm）

18日間で −2.4kg

“ドカ食いの予防にも役立ちました”

いままでは、ストレスからドカ食いしてしまうこともあったのですが、大豆ミートにはドカ食い防止効果もありますね。かつお粉としょうがでコーティングするとおいしくて、お肉なしでも十分。ここまで味覚が変わったことにもビックリです。

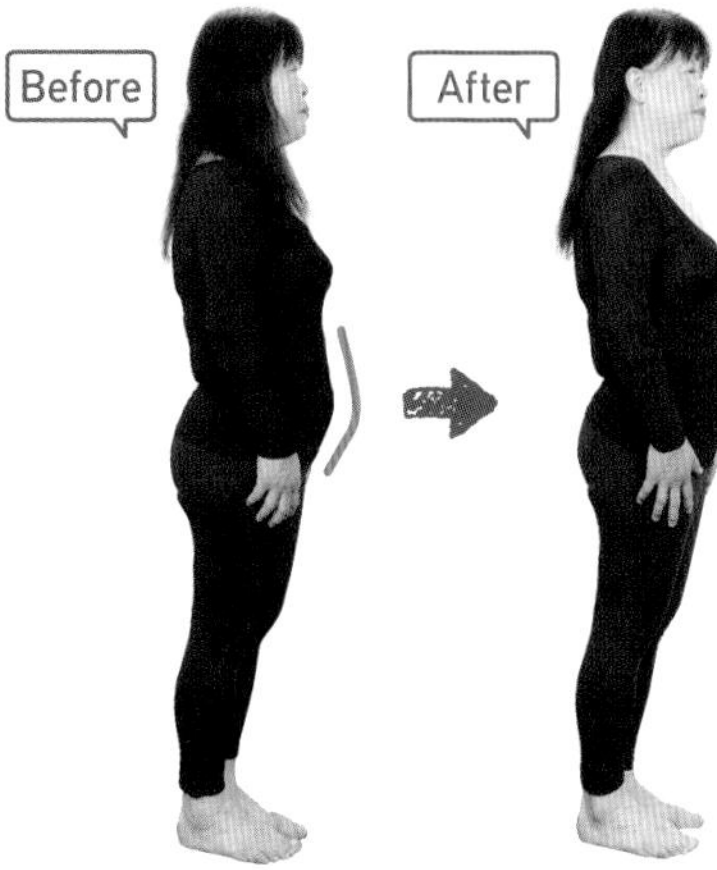

	[Before]	[After]	
体重	77.8kg	75.4kg	-2.4kg
ウエスト	97.5cm	91.2cm	-6.3cm

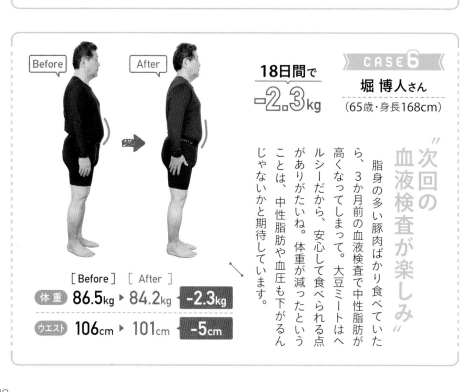

CASE 6

堀 博人さん

（65歳・身長168cm）

18日間で −2.3kg

“次回の血液検査が楽しみ”

脂身の多い豚肉ばかり食べていたら、3か月前の血液検査で中性脂肪が高くなってしまって。大豆ミートはヘルシーだから、安心して食べられる点がありがたいね。体重が減ったということは、中性脂肪や血圧も下がるんじゃないかと期待しています。

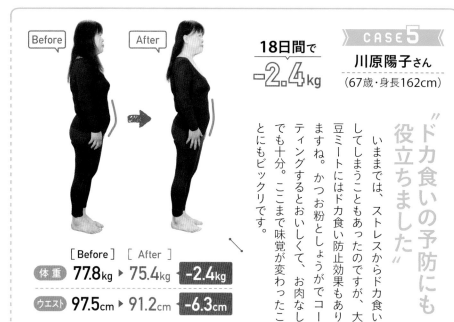

	[Before]	[After]	
体重	86.5kg	84.2kg	-2.3kg
ウエスト	106cm	101cm	-5cm

CONTENTS

第1章 "大豆ミート"なら、ガマンいらずでみるみるやせる！

第2章 大豆ミートの原料〝大豆〟のスゴイ健康効果

CONTENTS

第3章 みるみるやせる＆健康になる！ 大豆ミートレシピ

第4章 老化やコワい病気も招く⁉ 知っておきたい肉食のリスク

第1章

〝大豆ミート〟なら、ガマンいらずでみるみるやせる!

本物の肉のようなおいしさで、
ダイエットをサポートしてくれる
夢のような食材“大豆ミート”。
効果的にやせる食べ方と、
そのメカニズムをご紹介します。

大豆ミートは、「やせる」「健康になる」しかも「おいしい」

冒頭で、大豆ミートが「おいしくて」「飽きがこない」究極のダイエット食材であることをご紹介しました。

「大豆ミート（Soy meat）」とは、大豆の植物性タンパク質からつくられた「お肉もどき」のこと。〝もどき〟というと、ちょっと聞こえが悪いですが、おいしく調理されたものは、食感や味わいがまさに肉そのもの。**本物の肉を食べているような満足感を得ながらダイエットできる**なんて、夢のようですよね。

まずは、ダイエットの強い味方となるスーパー食材〝大豆ミート〟の4つの魅力をご紹介しましょう。

魅力① 体重が減り、体の中から健康になる

なんといっても最大の魅力はコレ。16〜19ページの体験談からもわかるように、**大豆ミートを食事に組み込むことで体重が減る**のです。**お腹周りの気になる脂肪もスッキリ**して、見た目も若返ります。さらに、血中の糖質や脂質の異常なデータの改善も期待できるので、まさにいいことづくめのダイエットです。

なぜ食べることで体重が減るのかというと、**大豆ミートを食事に取り入れることで糖質や脂質の摂取量を無理なくセーブできる**とともに、摂取カロリーも抑えることができるから。大豆ミートの原料である大豆は、糖質含有量が少なく低脂質で高タンパク質という、まさにダイエットにぴったりの食材なのです。

さらにもうひとつの魅力は、**ただやせるだけでなく〝健康になる〟**ことです。大豆は日本が世界に誇る健康食材。魅力③（29ページ）でも詳しく紹介しますが、豊富な栄養素を含む大豆ミートを食べれば、**ダイエットしながら栄養バランスまで整えることができる**のです。

魅力② 肉のような満足感があるから続けられる

あなたが過去にダイエットに励んでいたときのことを思い出してください。肉と魚と豆腐の料理からどれかひとつを選ぶ機会があったら、どれを選んでいましたか？好みもあるでしょうが、ダイエットのためだからと肉をガマンして魚料理や豆腐料理を選んだという人が多いのではないでしょうか。

私も経験がありますが、肉が嫌いな人を除けば、それってかなりのストレスです。しばらくは続くかもしれませんが最終的にはガマンできなくなり、「ダイエットなんてもういいや」とあきらめてしまっていたのではないでしょうか。

ご安心ください。大豆ミートは最先端の加工技術を駆使して、かぎりなく肉に近い食感を再現（33ページ参照）しているので、「大豆」ではなく「肉」を食べているような満足感があります。これまでのダイエットにありがちな、**「肉を食べたいけどガマンする」というつらさがありません。**だから続けられます。

魅力③ 大豆のヘルシーパワーがギュッとつまっている

大豆は〝畑の肉〟とも呼ばれ、スゴイ健康効果を秘めた食品です。**良質なタンパク質、豊富な食物繊維、代謝アップに役立つビタミンB群やミネラル、更年期症状の改善に役立つ大豆イソフラボン**など、健康と美容に役立つさまざまな栄養素がギュッとつまっています。

便秘、肌荒れ、骨粗しょう症、メタボに悩んでいる方、コレステロールや中性脂肪の異常、高血糖や高血圧などを気にする方にも最適。大豆ミートは、**体重が減るだけでなく、見た目も中身も若返って健康的な体が手に入り、将来の病気のリスクが減る**点も大きな魅力です。

大豆の驚異的なヘルシーパワーは第2章で、大豆ミートダイエットがもたらす健康効果の詳細は第4章でご紹介します。

魅力④ クセがないのでアレンジしやすい

自分好みにアレンジしやすいのも大豆ミートの魅力です。

現在、市販されている大豆ミートには、乾燥させたものを戻して肉のように調理して使うもの、ハンバーグやハム、ソーセージに加工されたものなどがあります。**大豆そのものはあまりクセがなく、淡泊な味わい**なので、自分好みに調理して活用することができます。

本書では、乾燥状態の大豆ミートを戻すときのひと工夫で、やせる大豆ミートに変身させるとっておきの方法も紹介しています。**大豆ミートにかつお粉としょうがをまぶすだけで、おいしさがアップし、さらなるダイエット効果も期待できます。**

大豆ミートを使ったレシピは第3章をご覧ください。味もボリュームも大満足のメインの一皿、大豆ミートを使ったハンバーグやハムのお手軽なアレンジレシピ、驚きのスイーツレシピも公開します。

調理が面倒な方は、ハンバーグやハムなどで手軽に取り入れるのもおすすめです。

本物の肉と変わらない食感！最新技術でおいしさがアップ

大豆の健康効果に着目した大豆ミート（広く言えば代替肉）の人気は、アメリカなど欧米で高まっています。その理由は、ヘルシー志向、ダイエット食品として、環境に配慮してなどさまざまです。

もともと動物性脂質の過剰摂取は動脈硬化のリスクを高めることが指摘されてきましたが、２００７年に**世界がん研究基金（ＷＣＲＦ）と米国がん研究協会（ＡＩＣＲ）が「赤肉、加工肉の過剰摂取が確実に大腸がんのリスクを高める」という声明を出した**ことにより、代替肉の需要がますます高まっています。

そのうえ、家畜の飼育は環境に与える負荷が高いことから、「肉食はスマートではない」という風潮が欧米を中心に高まりつつあるのです。セレブの間でベジタリアンやビーガンが増えている背景には、このような「環境に配慮して」という考えも大きく影響していると思われます。

特にアメリカでの植物性代替肉の需要は高く、その売り上げはどんどん伸びており、**「ミレニアル世代（2000年代初頭に成年期を迎えた世代）の3割が毎日、5割が週に数回、植物性の代替肉を食べている」**という報告もあります（環境にやさしい投資を促す団体「FAIRR」の最新レポートより）。

こうした需要の高さから、よりおいしく、より肉に近い食感にするため、メーカーが研究や開発を重ねてどんどん進化しています。

日本も同様で、**食品メーカーがこぞって植物性の代替肉を開発し、販売を促進しています。**

注目すべきは、2018年に大手食品メーカーから発売されたZEROMEAT（ゼロミート）シリーズです。同社は肉と代替肉の科学的な分析を行い、両者の構造を近づけることによって同じ食感を持たせることに成功しました。

左のページの顕微鏡の画像をご覧ください。肉のハンバーグ、これまでの一般的な大豆ハンバーグ、ゼロミートハンバーグを比較すると、これまでの大豆ハンバーグに比べて、ゼロミートが肉の質感に近いことがよくわかります。ゼロミートには、その名の通り肉は一切使われていません。チーズハンバーグにも植物由来の豆乳ソースを使うという徹底ぶりです。

最新の技術を駆使した結果、肉のようなおいしさがありつつ、大豆が原料なので肉のハンバーグに比べて**低脂肪・低カロリーで豊富な栄養素を含んでいます。**そのため、**健康志向の消費者の間で人気が高まっています。**

肉の粒を顕微鏡で観察してみると…

ゼロミートハンバーグ ▼	今までの大豆ハンバーグ ▼	本物の肉を使った高級ハンバーグ ▼

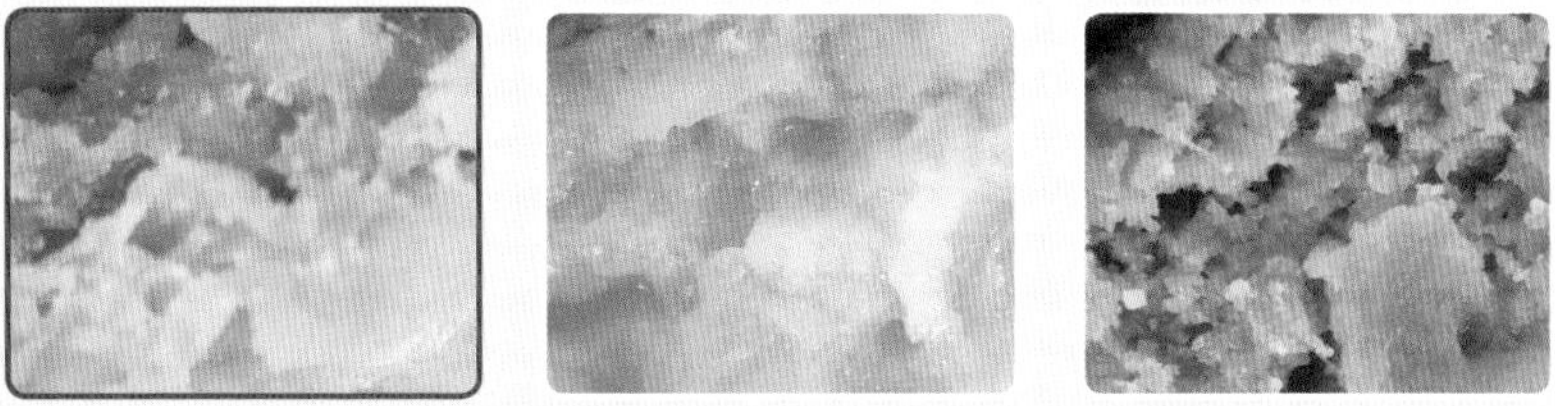

肉の粒の大きさや形が不揃いで、本物の肉のような弾力感がある	以前の大豆肉には粒感が少なく、肉と比べると歯ごたえがやや弱かった	肉の粒の大きさや形が不揃いで、肉ならではの弾力感が楽しめる

画像提供／大塚食品

挫折せず確実にやせる！大豆ミートダイエットを始めよう

大豆ミートダイエットの考案にあたり、**これまでダイエットに挫折した方も抵抗なくできること（実践が難しくない）、確実にやせること**を第一に考えました。

それは、私自身、過去にダイエットにチャレンジして失敗した、苦い経験があるからです。

58歳のいまでこそ、体重64kgをキープして、血管年齢28歳というデータや見た目と年齢のギャップに驚かれますが、36歳の頃は身長１７３㎝で体重が79kgもあり、いわゆるメタボ体型でした。当時はぽっちゃりして、見るからにおじさんですし、血管年齢は実年齢を９歳上回る45歳でした。

さすがに「患者さんに生活指導する医師としてこれではダメだ」と思い、生活習慣を改善することにしたのです。さまざまなダイエットにチャレンジし、失敗を繰り返しながら試行錯誤しました。最終的に健康的にやせるノウハウを手に入れたことで15kgの減量に成功し、いまでもリバウンドすることはありません。

ダイエットで大切なことは、医学的根拠（エビデンス）のある方法を選ぶことです。そして、それが日々の食事を楽しみながら無理なく続けられるものでなければ意味がありません。

本書で紹介する**「大豆ミートダイエット」は、ヘルシーで栄養価の高い大豆を使い、その食べ方や調理法に工夫を凝らすことによって肥満を解消**し、若々しく健康的な体を手に入れることを提案しています。そして、**食欲という本能に無理な制限をせず、おいしく食べる習慣を身につけるためのアイディアも満載**です。

大豆ミートダイエットはいたってシンプル。基本的には、毎日の食事に大豆ミートを取り入れるだけですから、難しく考える必要はありません。

さらに、実践しやすさと、期待するダイエット効果を考えて、3つのやり方を設定しました。

もしあなたが、健康診断などで血糖値や血圧、中性脂肪やコレステロールなどの**数値の異常を指摘されているのであれば、まずはステップ1の「大豆ミートファースト」にチャレンジ**しましょう。食べる順番を変えるだけですが、きっと血液データの値によい変化が表れるはずです！

短期間で確実に体重を落としたい場合は、ステップ2の「大豆ミートファースト＋ゆる糖質制限」がおすすめです。糖質制限といっても、米・めん・パンなどの糖質（炭水化物※）をまったく食べないというものではありません。最初は多少のガマンが必要かもしれませんが、慣れれば続けられるくらいのゆるい制限でＯＫ。

私もゆる糖質制限をずっと続けているからこそ、いまの体重と若い体内年齢をキープできています。

これでも「ハードルが高い！」と感じる方は、**「肉を大豆ミートにする」だけでもかまいません。**肉を大豆ミートにするだけで摂取カロリーが減り、ダイエットにつながります。「最近、お腹周りが気になりはじめた……、でもいまの食生活を変えたくない」という人は、まず毎日食べている肉を大豆ミートに変えてみましょう。

※炭水化物＝糖質＋食物繊維

＼ あなたにピッタリなのはどれ？ ／

大豆ミートダイエット3つのやり方

大豆ミートダイエットは、ダイエットの本気度に合わせてやり方を選べます。
ステップ1からステップ2へと段階を踏んでチャレンジしてもOKです。

健康診断で気になる数値がある人は

ステップ1 大豆ミートファースト

食べる順番を変えるだけで、ダイエット効果がさらにアップ。
やり方はとっても簡単。最初に大豆ミートのおかずを食べて、
最後に糖質（米・めん・パン）を食べるだけ。

短期間で確実に体重を落としたい人は

ステップ2 大豆ミートファースト＋ゆる糖質制限

短期集中で確実に体重を落としたい場合は、
ステップ1に「ゆる糖質制限」をプラス。糖質（米・めん・パン）を
これまでの1／2〜1／3の量に減らし、食事の最後に食べましょう。

いまの食生活は変えずにダイエットしたい人は

これなら簡単 肉を大豆ミートにする

ふだん食べている肉を大豆ミートに置き換えるだけ。
自炊が面倒な人は、大豆ミートのハンバーグやハムを活用すれば手間いらず。
これだけでもダイエット効果があります。

ステップ1 大豆ミートファースト

食べる順番を変えるだけでやせる！

健康診断などで血圧、血糖値、中性脂肪、コレステロールなどの数値に黄色信号や赤信号がともっている方にはステップ1の「大豆ミートファースト」がおすすめ。**言葉の通り、「大豆ミートのおかずを最初に食べる」だけ**です。

それだけでなぜダイエット効果があるのか不思議に思われるかもしれませんが、近年、食事の方法によって食後の血糖値や血中の脂質の値に変化が生じることがわかってきたのです。

ここで重要なのが、「食べる順番」です。

もともとは、野菜から食べる「ベジファースト」の健康効果が広まりました。**野菜に含まれる食物繊維は、胃から小腸にかけて糖質や脂質の吸収を抑制するため、食後高血糖や食後高脂血症を抑制する効果が期待できる**のです。

ベジファーストの効果については、糖尿病の専門誌や海外の医学誌に論文が掲載され、糖尿病の改善、動脈硬化予防に効果がある食べ方として病院での食事指導にも組み込まれています。

また、肉や魚、ヨーグルトから食べても、タンパク質による食後高血糖の抑制効果が期待できることから、「ミートファースト」をすすめる声も出てきています。ベジファーストとミートファーストのどちらがいいのか、という論争まで起こりました。

私はこれまでベジファーストを習慣としてきましたが、近年ではそれに勝るとも劣らない「大豆ファースト」を考案し、実践しています。

私が監修した実験によって、**大豆ファーストにはベジファーストと同様の食後高血糖の抑制効果があるだけでなく、ベジファーストを上回る食後の満腹感が得られる**ことがわかったからです。

大豆には、野菜同様に食物繊維が含まれているだけではなく、豊富なタンパク質も含まれています。大豆のタンパク質や、食べる際の咀嚼《そしゃく》の効果などが食後の満腹感を高めた可能性があります。

そもそも**豊富な食物繊維とタンパク質を含む大豆ファーストには、ベジファーストとミートファーストの両方のメリットが期待できる**のです。

大豆ミートを利用すれば、蒸し大豆や納豆以外にもさまざまなレシピで大豆ファーストをおいしく楽しめます。さらに、肉を食べているのと同様の満足感まで得られるのです。**大豆ミートは、まさに大豆ファーストの究極のアイテム**といえます。

私自身、大豆ファーストを続けていますが、「食後血糖値の上昇がゆるやかになる」「腹もちがいいので、食べ過ぎ予防になる」「良質のタンパク質が摂れるので、筋力がアップして引き締まった体になる」といったさまざまな効果を実感しています。

食後血糖値の急上昇を繰り返していると、２型糖尿病の発症リスクのみならず、脳心血管系疾患、老化、がん、アルツハイマー病といった深刻な病気のリスクまで高めてしまいます。**大豆ファーストは、食後高血糖のみならず食後の中性脂肪の増加や肥満を防ぎ、メタボリックシンドロームに代表される生活習慣病の改善に役立つ**と期待されているのです。

ステップ2 大豆ミートファースト＋ゆる糖質制限

主食（炭水化物）を減らせば効果がアップ

ステップ2の「大豆ミートファースト＋ゆる糖質制限」は、短期間で確実にやせたい方におすすめです。ステップ2を実践すれば、みるみる体重が減っていくでしょう。

近年、ブームになっている糖質制限。私自身も「ゆる糖質制限」でダイエットに成功したこともあり、その実体験を踏まえてゆるやかな糖質制限をすすめています。

こちらも理論はシンプルです。**ふだんの食事に大豆ミートを取り入れたうえで（ステップ1）、糖質を含む（血糖値を上げる）食べ物、具体的には米・めん・パンなどの主食（炭水化物）の量を制限するだけ**です。

いざ実践するとなると、少しハードルが高いかもしれません。なぜなら、これらは「主食」と呼ばれ、日本人の食事に欠かせないものばかりだからです。

「そんなの無理……」と思うかもしれませんが、ご安心ください。私がすすめているのは、**主食の量をふだんの1／2〜1／3に減らす「ゆる糖質制限」なので、厳密な糖質制限に比べて、はるかに実践しやすい**内容になっています。

まずは、ダイエットで糖質制限がすすめられる理由をご説明しましょう。

食事で摂った炭水化物（糖質）は、胃などの消化器官を経由する過程でスピーディーに分解され、ブドウ糖となって小腸から血管へと吸収されます。すると、血管内を流れる血液中にブドウ糖が増え、膵臓からインスリンが分泌されます。インスリンは、肝臓や筋肉へとブドウ糖を取り込ませて血糖値を下げるとともに、それぞれの細胞でエネルギーとして利用できる状態にします。

ところが、**糖質を摂り過ぎると、余ったブドウ糖はインスリンによって脂肪に変えられ、どんどん脂肪細胞へと蓄積されてしまう**のです。

糖質を制限すると、このメカニズムを逆手に取ることができます。糖質制限によって、脂肪細胞に溜まる過剰なブドウ糖が減るとともに、ブドウ糖を脂肪に変えて溜め込むインスリンの分泌も抑えることになり、脂肪の蓄積を防ぐことができるのです。

さらに、糖質の制限によってエネルギーが不足すれば、体は蓄えていたものを使ってそれを補おうとします。つまり、体内に蓄積された脂肪を分解したり、燃焼させることで不足したエネルギー分が補われることになるので、糖質制限は脂肪の燃焼につながり、ダイエットに役立つのです。

糖質を制限すると、不足分が体内の脂肪燃焼によって補われるとともに、脂肪を溜め込むインスリンの分泌が減ることで、特に運動量を増やさなくてもみるみる体重が減っていくのです。

私もふだんから糖質を制限していますが、まったく食べないわけではありません。主食は一切食べないとか、いもや果物など糖質の多い食材まで避けるなど、極端な糖質制限には賛成できません。

糖質も生命活動に必要な栄養であり、これまで糖質をメインに食べてきた人は、それを極端に制限することでエネルギー不足に陥りやすく、さまざまな体調不良を起こしてしまう危険性があるからです。

そこで考案したのが、**糖質の量をふだんの1／2～1／3に減らす「ゆる糖質**

制限」です。これくらい減らすだけでも多くの例で体重が減りますし、栄養不足に陥ることはほとんどありません。

ゆる糖質制限を実践するにあたり、朝食や昼食をまるまる一食分抜くなどはしないでください。**食事回数や食べる量を極端に減らすのはNG**です。必要なエネルギーや栄養素が極端に不足すると、体調不良やイライラが生じます。また、筋肉量も減少するので基礎代謝量が落ちてしまい、かえって体重も減りにくくなります。**制限すべきは減らし、そのうえで有効な栄養はしっかり摂る**ように心がけましょう。

コンビニを利用することが多い人は、「スープ+大豆ミートのハンバーグ」「春雨スープ+サラダチキン」といった組み合わせなら、糖質少なめで、タンパク質やビタミン、ミネラルがしっかり摂れます。ヨーグルトを食べるときには、大豆の水煮をトッピングしてみましょう。メインの一皿に大豆ミートを取り入れれば、ヘルシーで高タンパク、なおかつ満足感のある食事を楽しみながらダイエットできます。まずは1日1回、効果の出やすい夕食で大豆ミートダイエットを実践するのがおすすめです。

＼ きちんと知って、正しく実践！ ／

大豆ミートダイエットの大事なポイント

大豆ミートダイエットには、おさえておきたいポイントがあります。
しっかり守って、ダイエットを成功させましょう。

ステップ1 大豆ミートファースト

❶ 大豆ミート（野菜・タンパク質）

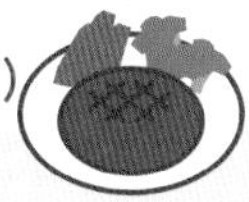

最初に
大豆ミートのおかずを食べる

↓

❷ 主 食（糖質）

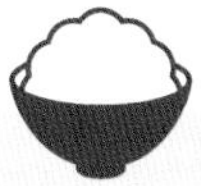

最後に
米・めん・パンなどを食べる

ポイント!
よく噛んで、
ゆっくり食べる
❶と❷の間を
5〜10分あける

ステップ2 大豆ミートファースト⊕ゆる糖質制限

❶ 大豆ミート（野菜・タンパク質）

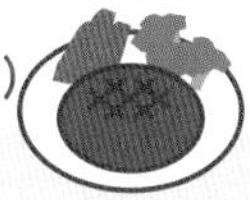

最初に
大豆ミートのおかずを食べる

↓

❷ ½量の主食（糖質）

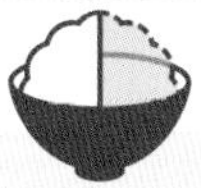

最後に量を½〜⅓に減らした
米・めん・パンなどを食べる

ポイント!
糖質は
完全に抜くのでは
なく、量を減らす
だけにする

これなら簡単 肉を大豆ミートに！
置き換えるだけで摂取カロリーが減る

ステップ1とステップ2を実践すれば、確実に体重が減り、健康効果も得られることは間違いありませんが、「食べる順番を考えるなんてめんどう」「ご飯を減らすなんていやだ」という方もいるでしょう。

その気持ちもわかります。ですが、食生活を見直さないと、体重も血液状態もそのままです。30～40代はいいかもしれませんが、**50～60代になれば血糖値や中性脂肪、コレステロール、血圧などの数値に異常が出てきます。**さらにそれを放置すると、やがては**脳卒中、心筋梗塞、認知症、がんなど深刻な生活習慣病の心配もあります。**

いまある体はそれまでの食事がつくったもの。やはり食事を変えないと体も変わりません。

●本書へのご意見・ご感想をお聞かせください。

ご協力ありがとうございました。

郵 便 は が き

切手を
お貼りください

105-0003

（受取人）

東京都港区西新橋2-23-1
3東洋海事ビル

（株）アスコム

お腹いっぱい食べて内蔵脂肪を落とす
大豆ミートダイエット

読者 係

本書をお買いあげ頂き、誠にありがとうございました。お手数ですが、今後の出版の参考のため各項目にご記入のうえ、弊社までご返送ください。

お名前	男・女	才
ご住所 〒		
Tel	E-mail	
この本の満足度は何％ですか？		％
今後、著者や新刊に関する情報、新企画へのアンケート、セミナーのご案内などを郵送または E-mail にて送付させていただいてもよろしいでしょうか？ □はい □いいえ		

返送いただいた方の中から**抽選で5名**の方に
図書カード5000円分をプレゼントさせていただきます。

当選の発表はプレゼント商品の発送をもって代えさせていただきます。
※ご記入いただいた個人情報はプレゼントの発送以外に利用することはありません。
※本書へのご意見・ご感想およびその要旨に関しては、本書の広告などに文面を掲載させていただく場合がございます。

誰でもできるダイエットとしておすすめなのが、肉を大豆ミートにすることです。大豆は肉に比べると低脂質。大豆ミートと肉を比較すると、明らかに脂質の含有量が少なく、カロリーが低いことがわかります（詳しくは2ページ参照）。

つまり、**毎日食べていた肉のおかずを大豆ミートに置き換えれば、それだけで摂取カロリーが減り、ダイエット効果が期待できます。**

大豆ミートに置き換える回数は、自分で好きに決めてかまいません。毎日大豆ミートでもいいですし、ときには肉が食べたいという方は週に2〜3回、肉を大豆ミートに置き換えてみてはいかがでしょうか。

もちろん、置き換える回数が多くなるほどダイエット効果が期待できます。

肉を味も食感もよく似た大豆ミートに置き換えるだけですから、ハードルが低く、まさしく誰でもできる「ガマンいらず」のダイエットです。

肉を大豆ミートに変えるだけで動物性脂肪とともに摂取カロリーも減り、カロリーオーバーで肥満気味の人にとっては、ダイエットの強い味方となってくれます。

ダイエットのための糖質制限で、動脈硬化が進行する場合も⁉

糖質制限についてまわるのが、「動脈硬化のリスクが心配だから糖質制限はしないほうがいいのでは」という論争です。

事実、数年前には厳密な糖質制限を続けていた著名人が心疾患で突然死したというニュースが話題になりました。このケースは、糖質制限を始める前にすでに糖質の過剰摂取などが原因となって動脈硬化が進行していた可能性もあり、必ずしも糖質制限と心疾患の関連性を裏付けるものではありませんでした。

しかしその一方で、糖質制限では糖質の代わりのエネルギー源として、肉の摂取量が増える傾向があることなどから、**動物性脂肪過多に伴う動脈硬化の進行による心疾患のリスクが高まる**ことが指摘されています。

実際、**動物性脂質を過剰に摂っていると悪玉コレステロールが増加する**ばかりでなく、血管の炎症（50〜51ページ参照）が進んで動脈硬化が進行してしまいます。

結局、**「糖質」も「脂質」も摂り過ぎはよくありません。**

ただ、制限し過ぎてもよくない、と私は考えています。どちらも必要な栄養素ですから、食べ過ぎないよう、適切な量を食べればいいと思っています。「ゆる糖質制限」をすすめているのは、肥満の人のほとんどが糖質を過剰に摂取しているからです。そのような人は、糖質を適量まで抑えてタンパク質と脂質を増やせば、エネルギー摂取量を適正に保ちながら内臓脂肪を減らすことができます。

ゆるい糖質制限では、糖質を控えたことで生じるエネルギー不足をタンパク質と脂質で補う必要があります。そこで取り入れるべき食材が、大豆ミートなのです。

大豆タンパク質には、血中のコレステロール値を低下させる作用があることがわかっています。したがって、大豆ミートには肉を食べる際に懸念される血中脂質への悪影響の心配がありません。さらに、肉に代わる良質なタンパク源としての期待も高まっています。

大豆ミートは、まさにこれからの１００歳長寿を叶えるための、健康食の中心になると私は考えています。

肉を食べ続けることで、老化や病気が引き起こされる!?

先の項目で、動物性脂質を過剰に摂っていると、血管の炎症が進むとお伝えしました。最近、体内の炎症が老化や病気に関係していることがわかり、注目を集めています。

炎症をわかりやすく説明すると、免疫細胞が体内に侵入した病原菌を攻撃したり、傷ついた細胞を処理したりするときに起こる体の防御反応です。病原菌をやっつけたり、傷ついた細胞を処理したりするときには、必ず炎症反応が起こります。

炎症には急性と慢性の2種類があり、一般的によく知られているのは急性炎症です。急性炎症はカゼをひいたときに出る熱、のどの腫れ、鼻水などのことで、ねんざによる腫れや湿疹、頭痛などもすべて炎症反応です。これらは、原因がなくなれば治まる一時的な反応なので急性炎症と呼ばれます。

これに対し、慢性炎症は加齢や生活習慣がもたらす炎症で、体内でジワジワとボヤのように続きます。慢性炎症の程度は加齢とともに上がっていくのですが、**同じ年代でも慢性炎症の程度が低い人のほうが長生きしている**ことが明らかになり、慢性炎症が注目を集めることになりました。ポッコリお腹のメタボリックシンドロームでは、内臓に溜まった脂肪が引き金となって慢性炎症が引き起こされます。

つまり、**慢性炎症を抑えるためには内臓脂肪が蓄積する原因となる糖質を控え、摂取カロリーを減らす食生活が大切**なのです。

また、慢性炎症を抑えるためには、摂取する脂質のバランスにも留意する必要があります。おもに動物性脂肪に含まれる長鎖飽和脂肪酸や植物性脂肪の中のリノール酸などのオメガ6系脂肪酸は、炎症の原因となる油です。一方、魚油由来のDHA、EPAなどのオメガ3系脂肪酸は炎症を抑えるように働きます。

肉中心の食生活を送っている人は、**大豆ミートや魚を増やし肉を控えめにすることで、慢性炎症を起こしにくくなる**のです。（慢性炎症の詳しい解説は、第4章に）

「肉を食べてはダメ」ではない タンパク質不足はもっと問題

一般的に糖質制限で批判されがちなのが、「肉の過剰摂取による脂質バランスの崩れ」です。確かにそのリスクはありますが、だからといって「肉を食べてはダメ」ということでもありません。あくまでも食べ過ぎによる「脂質バランスの崩れ」が問題視されているだけです。

むしろ、肉は良質なタンパク質を含んでいるため、特に、高齢者は積極的に食べるようすすめられます。これは、**日本の高齢者にタンパク不足の人が多く、低栄養状態に陥っている**ことが明らかになったからです。

低栄養状態かどうかの判断基準になるのが、血液中のアルブミンの数値です。アルブミンは主に肝臓でつくられるタンパクで、体内のアミノ酸量を反映すると考えられています。アミノ酸はタンパク質を構成する成分ですから、食事で摂取するタンパク質が不足するとアルブミンも低くなります。

一般的に、**アルブミンの数値が4・0g／dℓを下回ると低栄養傾向の可能性**があると言われています。東京都健康長寿医療センター研究所が実施した、高齢者健診の受診者1620人を10年間の追跡調査の結果、アルブミンが低いグループ（4・0g／dℓ以下）は、高いグループ（4・5g／dℓ以上）に比べて、要介護状態になるリスクが男性で3・47倍、女性では2・76倍になることが報告されています。

低栄養状態（アルブミン値）と寿命との関連を示す研究報告は、ほかにもたくさんあります。現在は低栄養による死亡、介護リスクを避けるためにタンパク質の摂取が推奨されており、その供給源として肉食がすすめられているのです。

悩ましいのが、タンパク質を摂るために肉食をすすめると、脂肪の過剰摂取につながりかねず動脈硬化などほかのリスクが高まってしまうことでした。ここで、**肉に代わるタンパク源として期待されているのが大豆ミート**です。大豆ミートは肉に劣らない良質のタンパク質を含んでいます。さらに、**脂質をほとんど含まないので、調理や食べ合わせの工夫で、理想の脂質のバランスを自分で調整できる**のです。

大豆ミートは免疫力とともに、健康長寿をサポートする

大豆ミートダイエットの魅力は、やせるだけでなく、健康も手に入ることです。

原料の大豆は日本が世界に誇る健康食材ですから、大豆ミートには大豆の健康効果がギュッと詰まっています。そのほかにも、大豆ミートならではの健康効果もあるので、まとめてご紹介しましょう。

①良質なタンパク質を含んでいる

大豆ミートのタンパク質に〝良質な〟とついているのには、ちゃんと意味があります。タンパク質は野菜などの植物にも含まれているのですが、そのほとんどは必須アミノ酸のバランスが悪く、体内で効率的に利用できません。一方の大豆は、アミノ酸バランスのよい良質なタンパク質を含んでいるのです。

タンパク質を構成する成分であるアミノ酸は、約20種類あるのですが、そのうち**9種類は体内で合成することができず、食事での摂取が必要な「必須アミノ酸」**と呼ばれています。必須アミノ酸が含まれている割合は「アミノ酸スコア」と呼ばれ、100に近いほど良質なタンパク質といわれます。

肉や魚、卵などはアミノ酸スコアが100ですが、精白米は65、ブロッコリーは80と、ほとんどの植物のアミノ酸スコアは100に届きません。そんななか**大豆は、植物のなかで唯一アミノ酸スコアが100と、良質なタンパク質を含んでいます。**

大豆ミートの原料は大豆なので、もちろん大豆ミートも同様です。

②脂質のバランスが調整できる

大豆ミートの原料である大豆（ゆで）に含まれる脂質の量は、100gに9・8gと肉に比べるとごくわずかです。製品によって多少は異なりますが、肉より少ないことは間違いありません。この点が大豆ミートの大きな魅力です。なぜなら、油のバランスを自分で工夫して調整できるからです。

例えば、調理するときの油をオリーブオイルにすれば、体内の炎症対策になって動脈硬化予防になります。オリーブオイルは、体内の炎症を促すリノール酸（オメガ6系脂肪酸）の含有量が少ない植物油です。さらに、強力な抗酸化作用をもつポリフェノールが含まれているため、動脈硬化の予防に役立つことがわかっています。

大豆でつくった大豆ミートに体の状態をよくする脂質を加えるのですから、大豆ミートダイエットはあらゆる意味で健康的なダイエットです。

③〝やせたけど老けた〟にならない

極端なダイエットをすると、必要な栄養が不足してしまって、肌のハリがなくなって老けて見えたり、筋肉が落ちてしまったりすることがあります。

大豆ミートダイエットでは、肌や髪の毛、筋肉などの原料になるタンパク質がしっかり摂れるので、そうした心配がありません。もっと言えば、アトピーや花粉症などの要因となる炎症を促す脂質の摂取量が減るので、肌の状態がよくなります。**やせたうえにツヤツヤして若々しい肌や髪が手に入り、見た目が若返ります。**

若返りに一役買っているのが、大豆に含まれるイソフラボンです。**イソフラボンには女性ホルモン（エストロゲン）と似たような働きがあるので、更年期前後の**

女性の体調維持に役立つことがわかっています。

イソフラボンは骨粗しょう症の予防にも有効で、**大豆ミートは骨と筋肉を強くしてくれる、高齢者のロコモ（※）対策にも理想の食材**です。

④腸内環境が整って免疫力もアップ

食物繊維が豊富な大豆ミートは、腸内環境の改善にも役立ちます。そして、腸内環境の改善は免疫力をアップさせ、多くの健康効果をもたらします。最近、免疫細胞の6〜8割が腸に存在していることがわかり、**腸内環境が免疫機能を左右することが明らかに**なりました。感染症の予防にも有効です。

腸内には腸内環境をよくする善玉菌、増え過ぎると腸内環境を悪化させる悪玉菌、優勢なほうの味方をする日和見菌《ひよりみ》がいます。それぞれに役割があり、善玉菌・悪玉菌・日和見菌の比率が「2：1：7」が理想的な割合とされています。そしてダイエットに関しては、**善玉菌が食物繊維をエサとして、脂肪の蓄積を抑えて燃焼を高める効果を期待できる短鎖脂肪酸をつくる**ことがわかっています。

※ロコモ＝ロコモティブシンドローム（運動器症候群）の略称。
運動器の障害や衰えによって、要介護になるリスクが高まる状態。

なんらかの要因で悪玉菌が増え過ぎると、日和見菌が悪玉菌に加勢して、腸内環境はどんどん悪化していきます。その結果、免疫機能が低下して病気にかかりやすくなり、腸での消化・吸収が低下して健康を維持できなくなってしまいます。

腸内環境が悪化する原因には、食物繊維不足、高脂肪食などが指摘されていますが、大豆ミートはそのどちらもカバーし、腸内環境の改善とダイエットに役立ちます。

⑤がん予防も期待できる

国立がん研究センターが発表した「科学的根拠に基づいた『日本人のためのがん予防法』」のなかには、「適正体重を維持する」という項目があります。

これまでの研究から、肥満度の指標である**ＢＭＩ（Body Mass Index／肥満度を表す指標。値が高くなるほど肥満度が高い）の数値が、男性の場合は21・０～26・９でがんのリスクが低く、女性は21・０～24・９で死亡のリスクが低い**ことがわかりました。ＢＭＩの21・０～26・９は、いわゆる標準体重のことです。

太り過ぎてもやせ過ぎてもよくないということなのですが、女性に限ると30・０～39・９（肥満）では死亡リスクが25％高くなっています。特に、閉経後は肥満が乳がんのリスクになることが報告されています。

女性にとってはダイエットに成功することが、がん予防につながるのです。

⑥認知症予防に役立つ

タンパク質が不足すると認知症のリスクが高まることは、これまでの研究で明らかになっています。また、豚肉や鶏肉に多い炎症を促す油は動脈硬化を進行させ、血管性認知症のリスクを高めます。これら2つの懸念が解消できる**大豆ミートダイエットは、間違いなく認知症予防に役立ちます。**

さらにステップ1の「大豆ミートファースト」で血糖値の上昇をゆるやかにすることも、認知症予防に役立っています。近年の研究で、認知症は「第3の糖尿病」と呼ばれるほど血糖値との関連が深く、**高齢者では血糖が高い状態が続くと認知症になりやすく、認知症になると血糖コントロールが難しくなる（血糖値が上がりやすい）**と言われるほどです。

ステップ2の「大豆ミートファースト＋ゆる糖質制限」を実践すれば、ステップ1よりも血糖値が上がりにくくなり、さらなる認知症予防効果が期待できます。

これからの100歳人生
大豆ミートが食の中心となる！

大豆ミートダイエットは、メタボの解消に効果的です。メタボの解消は、単に体重を減らすだけでなく、**心筋梗塞や脳卒中による突然死の予防になりますし、将来の認知症や寝たきりの予防にも役立ちます。**

さらに、筋肉や骨が強くなるので、ロコモからくる要介護、転倒や骨折を防ぐことにもつながります。

これは、いま健康寿命を短くすると言われる要因のほとんどをカバーしています。

大豆ミートのいいところは、肉のように楽しめることです。

最近の肉食ブームは、**「100歳を超えて健康な高齢者は肉を好んで食べる」という事実**があるからです。年をとっても咀嚼力が高く、肉が食べられるくらい元気だから長生きなのか、肉を食べているから長生きなのかはわかりませんが、実際、長寿な人の食事内容を伺ってみると、肉を好んで食べている方が多いのです。

実は、日本の高齢者にタンパク質が不足している要因には、嫌いで「食べない」のではなく、物理的に「食べられない」という側面があります。

年をとると歯が悪くなって、入れ歯になったり、抜けてしまった歯をそのままにしていたりして、噛む力が弱くなります。すると、咀嚼力が落ちて肉を噛みきるのが難しくなります。また、消化・吸収力が低下するので、脂っこいものが胃にもたれるようになってしまうのです。

こうした物理的な理由で肉料理をあきらめている高齢者はたくさんいます。高齢者が肉を食べないのは、「嫌いだから」というよりも、「食べられなくなった」から。実のところ、肉食にあこがれがあるのです。

そこで活躍するのが、大豆が原料の大豆ミートです。

大豆ミートだと、脂っこくありませんし、肉ほどかたくありません。**咀嚼力が落ちたり、消化・吸収力が落ちたりしていても、負担に感じることなく、おいしく食べることができます。**

大豆が肉に姿を変えたわけですから、肉を食べている満足感、肉を食べられる自信がついて、食をふたたび楽しめるようになるでしょう。
あきらめかけていた肉食を大豆ミートによって楽しめるようになれば、気分が上がります。まさしく、食行動からのアンチエイジング、「食の青春時代よふたたび！」なんて幸せを感じるかもしれません。

肉を食べろと主張する人もいれば、肉ばかり食べてはダメという反論もあります。そんな両極端な意見があるなかで、**大豆ミートは大豆の魅力に肉の魅力が合わさった最高の食材**だと思います。

第2章

大豆ミートの原料〝大豆〟のスゴイ健康効果

“畑の肉”とも呼ばれるほど、
高タンパクでヘルシーな“大豆”。
大豆イソフラボンをはじめとして、
ダイエットや健康に役立つ成分が
ギュッとつまっています。

日本の健康長寿の立役者は〝大豆〟だった！

アジアでは古くから食用として人気が高い大豆。原産国の中国では、5000年ほど前から栽培されていたようです。日本人にもなじみが深く、豆腐、納豆、みそ、しょうゆ、油揚げといった大豆の加工食品は、日本食に欠かせない食材です。

低脂質・高タンパクで、豊富な栄養を含む大豆は、糖尿病、脂質異常症、認知症、がん、骨粗しょう症、更年期障害などさまざまな病気の予防や改善に役立つ食材として注目されています。日本が世界でもトップクラスの長寿国になった理由のひとつに、大豆が役立っているといっても過言ではないでしょう。

近年、欧米でも大豆の人気が高まっていますが、それは、大豆の健康効果が世界的に知られるようになったからです。**大豆の健康効果は国連食糧農業機関（FAO）**

も認めており、体にいい大豆などの豆類を毎日食べることを奨励しています。

大豆の魅力は、なんといってもその栄養価の高さです。タンパク質の主な供給源となる肉や牛乳に匹敵する量のタンパク質を含むうえ、脂質は少なく、ビタミンやミネラルが豊富。特に、**食物繊維、カルシウム、鉄、葉酸など、現代人に不足しがちな栄養素が多く含まれています。**

このほかにも、健康に役立つ栄養素が含まれており、大豆のさまざまな健康効果が明らかになっています。

大豆・肉類・牛乳の主な栄養価（100gあたり）

	エネルギー (kcal)	タンパク質 (g)	脂質 (g)	食物繊維 (g)	カルシウム (mg)	鉄 (mg)	葉酸 (μg)
大豆（ゆで）	176	14.8	9.8	8.5	79	2.2	41
牛 肩ロース	318	16.2	26.4	0.0	4	0.9	7
豚 肩ロース	253	17.1	19.2	0.0	4	0.6	2
鶏もも肉	204	16.6	14.2	0.0	5	0.6	13
牛乳	67	3.3	3.8	0.0	110	0.02	5

参考：『日本食品標準成分表2015年版（七訂）』

大豆にはダイエットや健康にいい成分がギュッとつまっている

古くから食べられている大豆ですが、そのダイエット効果・健康効果は、食生活の乱れた現代人のお悩み解消に役立つものばかりです。

●食物繊維と大豆オリゴ糖

あなたの便の状態はどうですか？　毎日、かたくもゆるくもない、ちょうどいい便が出ていれば、あなたの腸の状態はおおむね良好と考えることができます。

下痢しがち、便秘がちな人、便が出てもかたかったり水っぽい場合には、残念ながら腸内環境が悪化している可能性があります。

腸内には１００兆個を超える腸内細菌が存在していて、大きく、健康に役立つ善玉菌（乳酸菌・ビフィズス菌など）、毒素などを出す悪玉菌（病原性大腸菌・ウエルシュ菌など)、日和見菌という3つのグループに分けられます。

善玉菌と悪玉菌はバランスが大事で、善玉菌が優勢であれば日和見菌がその味方について腸内がいい環境に保たれます。逆に悪玉菌が優勢になると日和見菌がそちらの味方をすることになり、悪玉菌が出す毒素が体にダメージを与えます。

善玉菌を活性化して腸内環境の改善に役立つのが、食物繊維と大豆オリゴ糖です。どちらも善玉菌のエサとなり、腸内環境の改善に役立ちます。

とくに、**水溶性食物繊維は善玉菌のエサとなって、内臓脂肪の蓄積を防いで燃焼を促す働きをする短鎖脂肪酸の材料となります。**

意外に知られていませんが、大豆にはオリゴ糖が含まれています。オリゴ糖には何種類かあるのですが、大豆オリゴ糖は胃などで吸収されることなく大腸まで届くのが利点です。食物繊維やオリゴ糖で腸内の善玉菌が活性化すると、**免疫力が高まるだけでなく、腸の炎症も抑えることができます。**

●大豆サポニン

大豆サポニンには、生活習慣病などの要因となる活性酸素を消去する作用があるものと、体内の抗酸化物質を安定させるものがあり、相乗効果で強力な抗酸化作用を発揮します。動脈硬化予防はもちろん、全身の老化予防に役立ちます。

脂質の代謝を促進し、体脂肪の蓄積を抑制したり、血液中の悪玉コレステロールを低下させたりする働きもあります。

●大豆レシチン

レシチンは脂質の一種で、細胞膜の主成分です。細胞の新陳代謝に欠かせない物質で、自然界の植物のすべての細胞に存在しています。

大豆レシチンは、**皮膚細胞の機能を正常に保つ働きがあり、シミやくすみをできにくくして肌の老化予防に役立ちます。**

●ポリアミン

アミノ酸のひとつであるアルギニンから合成される成分で、すべての細胞内でつくられています。細胞の増殖に関わっていて、多くの生理機能を備えており、「細胞の元気さを維持する物質」とも呼ばれます。**健康寿命を延ばしたり、老化に伴って起こる動脈硬化、認知症、がんなどの予防が期待できる**といった研究報告があり、注目を集めています。

大豆イソフラボンには、動脈硬化やがんの予防効果も！

大豆には、食物繊維をはじめとしてさまざまな有効成分があることをご紹介しましたが、もっともよく知られている成分は大豆イソフラボンでしょう。ポリフェノールの一種で、化学構造が女性ホルモンのエストロゲンに似ていることから、女性の健康維持に役立つと言われています。

しかも、**大豆イソフラボンの恩恵は、女性だけでなく男性にももたらされます。**その代表的な効果を紹介しましょう。

①動脈硬化予防

動脈硬化の進行に関わっているのが悪玉（ＬＤＬ）コレステロールです。血液中のＬＤＬコレステロール値が高いと、動脈硬化が進行して、心筋梗塞や脳卒中のリスクが高くなることがわかっています。LDLコレステロールは数値が下がりにくいのですが、**大豆イソフラボンにはLDLコレステロールを低下させる**働きがあります。

はっきりしたエビデンスもあります。国立健康・栄養研究所の調査では、大豆イソフラボンを1日100㎎、1~3か月間摂取すると、血液中の総コレステロールが平均3・9㎎/dℓ、LDLコレステロールが平均5・0㎎/dℓも低下することが確認されています。

②更年期対策

大豆イソフラボンでもっともよく知られているのが、更年期症状の予防や改善でしょう。エストロゲンが不足する更年期前後の女性にとって、大豆イソフラボンを摂取することは、**ホルモンバランスの乱れから起こるめまい、ほてり、といった更年期症状の改善**に役立ちます。

③骨粗しょう症予防

大豆が骨粗しょう症予防にいいと言われるのも、大豆イソフラボンの働きです。

女性は更年期を過ぎると骨粗しょう症に陥るリスクが非常に高くなります。それまでと同じような食事をしていたのに、気がつかないうちに骨がもろくスカスカになっていた、ということはよくあります。

これは、エストロゲンの分泌が関係しています。エストロゲンには骨からカルシウムが溶け出すのを抑える働きがあり、女性の骨が弱くならないように守ってくれています。しかし、更年期を迎えると、エストロゲンが減ってしまうので、骨からのカルシウム流出が抑えられなくなり、骨がもろくなってしまうのです。

大豆イソフラボンは、エストロゲンの代わりにカルシウムの流出を抑えます。

そのうえ、大豆には骨の原料となるカルシウムも豊富。その含有量は牛乳と比べても遜色ありません。**骨が壊れるのを防ぎ、骨の合成を促すわけですから、骨粗しょう症対策にピッタリの食材**です。

④美肌効果

エストロゲンには肌の新陳代謝を促し、若々しくてハリのある肌を保つのを助ける働きがあり、「美肌ホルモン」とも呼ばれています。ここでも、**大豆イソフラボンはエストロゲンと同じように働き、美肌づくりをサポート**します。

さらに、大豆イソフラボンそのものに抗酸化作用があります。抗酸化とはわかりやすく言えば、**肌や髪の毛、血管などが老けるのを抑制する**働きのことです。抗酸化作用による美肌効果も期待できます。

⑤がん予防（乳がん・前立腺がん）

国立がん研究センターの調査で、大豆を毎日食べると乳がんの発症率が減ることが明らかになり、大豆の抗がん効果が注目されています。この調査では、約2万人の女性を対象としていて、大豆、豆腐、油揚げ、納豆を毎日食べている女性は、乳がんの発症率が2割減っていました。

特に、**閉経後の女性は大豆イソフラボンをたくさん摂るほど、乳がんになりに**

くいという結果が出ています。大豆イソフラボンの血中濃度が高い閉経後の女性では、乳がんの発症が半数以下に減っていて、大豆イソフラボンの影響がとても大きいことがわかります。

大豆には大豆イソフラボン以外にも、抗酸化作用が強い大豆サポニンや大豆レシチンなどが含まれていて、これらもがん予防に役立っていると言われています。

エストロゲンは女性だけでなく、男性の前立腺がんの予防にも役立ちます。

国立がん研究センターが約4万3千人の男性（61歳以上）を対象として行った調査によると、大豆の摂取量がもっとも多いグループの前立腺がんの発症率は、もっとも少ないグループに比べて半分であることがわかっています。

近年、日本人男性の前立腺がんの増加が指摘されています。その理由として、血液検査による簡便な検診の普及もありますが、治療を要するような進行した前立腺がんは欧米に比べると少ないです。前立腺がんは、男性ホルモンが過剰に働くことが影響するのですが、大豆イソフラボンを摂ることで男性ホルモンの働きが抑えられ、微少ながんができたとしても進行しにくくなると考えられています。

すなわち、**大豆を日常的に食べる日本人の習慣が、男性を前立腺がんから守ってくれる可能性がある**のです。

女性が積極的に摂りたい鉄と葉酸も含有している

65ページで紹介している、**大豆に多い栄養素のうち、鉄と葉酸は代謝に関わる大切なミネラルとビタミン**です（カルシウムと食物繊維については後ほど紹介）。

鉄は赤血球のヘモグロビンの原料であり、不足すると酸素が十分に運べなくなってエネルギーが低下し、代謝全般がスムーズにできなくなります。現代人に不足しがちな栄養素で、特に、毎月生理のある女性の鉄不足はかなり深刻。通常の血液検査ではわかりにくい「かくれ貧血（赤血球量は基準値内でも、材料の鉄が不足傾向）」を含めると、約半数が鉄不足という研究報告もあるほどです。

鉄の供給源としてはレバーや赤身の肉などが知られていますが、実は大豆にも鉄が含まれています。含有量だけみると肉よりも大豆のほうが多いのですが、大豆の鉄は

「非ヘム鉄」と呼ばれ、肉に含まれる「ヘム鉄」と比べると、体内での吸収率は低めです。**吸収率を高めるビタミンCと一緒に摂りましょう。**

ビタミンCはレモンやみかんなど柑橘類のほか、パプリカ、ゴーヤー、ブロッコリー、菜の花などの野菜にも豊富に含まれています。

葉酸は代謝に関わるビタミンB群のひとつで、ビタミンB_{12}とともに赤血球の産生に関与しています。細胞の新陳代謝にも大きく関係していて、妊婦さんは特に摂取をすすめられます。葉酸とビタミンB_{12}には、血液中のコレステロールを低下させる働きがあるとも言われており、**葉酸とビタミンB_{12}の摂取が動脈硬化予防に役立つのではないかと期待**されています。

ビタミンB_{12}は牡蠣、はまぐり、しじみなどの貝類のほか、ほたるいか、めざし、いくら、さんまなどに多く含まれています。

葉酸とビタミンB_{12}の不足は、エネルギー代謝に欠かせないビタミンやミネラルの不足につながります。逆に言えば、これらが十分に摂れていればエネルギー代謝が正常に保たれ、ダイエットにもつながるのです。

毎日大豆を食べるだけで、リバウンドなくやせられる！

大豆だけでなく、「豆」全般についてなのですが、**ダイエットに役立つことを示すエビデンスがあります。**

カナダのセントミカエル病院研究所のラッセル・デサウザ博士らが、大豆などの摂取について調査した21件の研究を解析したところ、1日に豆類を130g食べているとと6週間で0・34kgの減量につながり、減量後のリバウンドも少ないことが明らかになりました。

さらに、**悪玉コレステロール（LDLコレステロール）が5%減り、心疾患のリスクが低下**していました。デサウザ博士は「豆類を食事に取り入れることで、体重を減らして適正にコントロールできる」とまとめています。

日本でもっとも身近な豆類といえば、大豆。デサウザ博士も「大豆などの豆類を毎日の食事に取り入れるべき」と指摘しています。

とはいえ、毎日、豆ばかり食べていると飽きてしまいますよね。大豆製品は豆腐、厚揚げ、納豆、高野豆腐などいろいろありますが、食感や味わいはいずれも「豆」。

そんなとき、大豆ミートの出番です。


大豆ミートを加工して作ったハンバーグやソーセージを使えば、肉もどきのおかずが簡単に完成します。**素材の大豆ミートを使えば、さらに自由自在にお好みの味付けにアレンジできます。**

また、チャーハンやチャーシュー麺など、糖質たっぷりで高カロリーなために**通常のダイエット中はガマンが必要なレシピも、大豆ミートを使えばグンとヘルシーなダイエットメニューに変身。**大豆を食べている感はまったくない、大満足のおいしさです。

これらのメニューは90～109ページの「大豆ミートレシピ」で紹介しているので、ぜひ参考にしてください。

大豆ミートを活用して、これまで以上に毎日の食事に大豆を取り入れれば、**食事を120％楽しみながら、ストレスなしで効率的なダイエットができます！**

腎臓に負担がかかりにくい植物性タンパク質だから安心

第1章で大豆には〝良質な〟タンパク質が含まれているとご紹介しましたが、大豆のタンパクのもうひとつのメリットは、〝植物性〟であるという点です。

厚生労働省が定めるタンパク質の推定平均必要量（1日）は、男性50g、女性40gですが（推奨量は男性60g・女性50g）、摂取量の目安については個人差もあります。

2016年に、世界的な学術誌『Nutrition』で国際的な見解が発表されましたが、これによるとアスリートや運動習慣のある人は、体重1kgあたり1・2～2・0gのタンパク質が必要だと言われています。体重60kgの人の場合、72～120gのタンパク質になるので、推定平均必要量と比べるとかなり多く摂ることになります。

一方、タンパク質の過剰摂取を控えるべきとされるケースもあります。**慢性腎臓病など腎機能障害を有する場合、タンパク質の過剰摂取が腎機能に悪影響を及ぼす可能性がある**のです。

タンパク質が体内で分解されるときには、老廃物ができます。腎臓はこの老廃物をろ過して、血液をきれいにする役割を担っています。ですから、健康な人はタンパク質を多く摂っても腎臓には問題ないのですが、腎機能が低下している場合はタンパク質を摂り過ぎると腎臓に負担がかかり、腎障害が進行してしまいます。

ちなみに、腎臓病学の国際的組織であるKDIGOのガイドラインでは、進行リスクがある慢性腎臓病の患者の場合は、1日のタンパク質摂取量の上限は1・3g／kg(体重)とされています。

ただ、健康な人ではタンパク質の大量摂取が腎機能障害の原因になるという明らかな証拠はなく、むしろ**大豆に含まれる植物性タンパク質を摂取すると腎機能低下を抑制する**という報告が出ています。

これは本当につい最近、2019年にオーストラリアのメルボルンで開催された、

「国際腎臓学会・世界腎臓学会議」でシドニー大学の研究グループが発表した10年間におよぶ研究の結果です。

研究対象は70歳以上の女性１４６０人で、調査開始時、５年後、10年後に、食事調査と血液検査（腎機能の目安になるｅＧＦＲ値を調べるため）の測定を行い、植物性および動物性タンパク質の摂取量と腎機能障害の関係を検討しました。

調査の結果と年齢やＢＭＩなどの影響を補正したところ、植物性タンパク質を多く摂取している人は、腎機能の低下が抑制されていました。一方で、動物性タンパク質の摂取量と腎機能の変化には、明らかな関連は認められませんでした。

つまり、**植物性タンパク質を摂取すると腎機能の低下が抑えられ、動物性タンパク質の摂取ではその効果は見られない**ということがわかったのです。

タンパク質は私たちが生きていくうえで欠かせない、大切な栄養素です。慢性腎臓病の治療ガイドラインでも、一定のタンパク質量は確保すべきとなっていて、慢性腎臓病では制限されたなかでどうタンパク質を補うかが課題となります。

タンパク質は摂らないといけない、でも腎臓に負担をかけないかが心配……。大豆の植物性タンパク質によって、こんな悩ましい状況が解決するかもしれない、という期待があります。

ただ、大豆なら絶対に問題がないかというと、そうは言い切れません。研究はまだ始まったばかりですし、わかっていないこともあります。私の場合は、腎機能の数値をみながら「大豆なら大丈夫です」と患者さんにすすめています。

私の患者さんにはまだみられていませんが、もし数値が落ちた場合は見直すなど、腎機能に配慮したタンパク質の摂り方が必要になります。腎機能がすでに低下している方は、必ず主治医に相談してください。

健康な人の場合は、過剰摂取の心配はありません。毎日、毎食、食べても大丈夫でしょう。もちろん、ご自身が飽きることなく、おいしく食べられる範囲で、というのがダイエットの成功法則です。

大豆の植物性タンパク質が豊富な大豆ミートを味方につけて、ダイエットを成功させましょう。

column

ご飯の量はそのままで、ダイエットできる方法がある!?

本書では、大豆ミートを生活に取り入れながら、ゆる糖質制限も行うことをおすすめしています。糖質をカットするのではなく、量を半分に減らすという実践しやすいものですが、それでも難しいという人に、糖質の量はそのままでダイエット効果が得られる裏ワザをご紹介しましょう。カギをにぎるのは、**“レジスタントスターチ”**です。

レジスタントスターチとは、“レジスタント（消化されにくい）＋スターチ（でんぷん）”で、“難消化性でんぷん”とも呼ばれます。ご飯やパスタ、うどんなどを冷ますと、その中に含まれる**炭水化物の一部がレジスタントスターチという「ダイエット成分」に変化する**のです。

通常、でんぷんを食べると小腸で消化され、血糖値が上がりますが、レジスタントスターチは小腸で消化されることなく大腸まで届き、食物繊維と同じような働きをします。**腸内の善玉菌を増やし、腸内環境を整えてくれる**のです。また、食べても血糖値が急上昇しにくいので、インスリンが分泌されにくく、**脂肪の合成が抑えられるのです。**

ご飯でレジスタントスターチの効果を取り入れたいと思ったら、炊き立てのホカホカご飯を食べるのはガマン。食事の少し前にご飯をお茶碗に盛っておくのがポイントです。食事中は、大豆ミートの小鉢、メインのおかずの順でゆっくりよく噛んで食べて、最後にご飯を食べましょう。**冷めたご飯なら、いつもと同じ量でもレジスタントスターチを含むので、ダイエットの味方に**なってくれます。

第3章

みるみるやせる＆健康になる！大豆ミートレシピ

ジューシーなからあげやハンバーグ、
ボリュームたっぷりの丼やめん類も、
大豆ミートを使えばグンとヘルシーに。
ダイエット効果が高いのはもちろん
味も大満足のレシピです。

◎計量の単位は、小さじ1=5ml、大さじ1=15ml、いずれもすりきりで量ります。
◎使用した大豆ミートは110ページに掲載した商品で、カロリーもそれに準じます。
◎電子レンジの加熱時間は、600Wの場合の目安です。500Wの場合は、1.2倍の時間を目安にしてください。加熱時間は、メーカーや機種によって異なるので、様子を見ながら加減してください。また、加熱の際は、耐熱容器や耐熱皿を使用してください。
◎P90〜108のレシピでは、下処理を行ったやせる大豆ミート（作り方は88〜89ページ）を使ってください（加工品を使用するレシピは除く）。
◎乾燥した大豆ミートを電子レンジで加熱する際に、突然沸騰する可能性があるので、大きめの器で調理し、やけどしないようにご注意ください。

特製〝やせる大豆ミート〟でおいしく食べてやせる最強レシピ

大豆ミートのダイエット効果や健康効果については、十分に納得いただけたと思います。あとは、お肉同様のおいしさと満足感が得られるレシピを活用すれば、ダイエットの成功は間違いなしです。

今回のレシピでは、ハンバーグにからあげ、しょうが焼きといった人気のお肉料理から、ボリュームたっぷりの丼物やめん類まで、和洋中さまざまなレシピを大豆ミートで再現しました。**食物繊維が豊富な野菜を加えて栄養バランスをよくするとともに、糖質オフも意識した最強のダイエットレシピ**です。

最大のポイントは、**大豆ミートの戻し方をひと工夫して、さらにダイエット効果の高い〝やせる大豆ミート〟に変身させてから使う**こと。詳しい方法は86〜89ページで紹介しますが、脂肪燃焼を促進するかつお粉としょうがを大豆ミートにまぶします。下味がついておいしさもアップするなどいいことづくめ、電子レンジを使うので大豆ミートを戻す下準備もラクチンになります。

レシピは、「前菜」「メインのおかず」「ご飯・めん類」「デザート」の順にご紹介します。大豆ミートダイエットの食べ方ルールは第1章でもお伝えしましたが、ここでも簡単におさらいしておきましょう。

「ステップ1　大豆ミートファースト」を実践する場合には、食べる順番を変えるだけ。前菜を一番最初に、次にメインのおかずを食べて、最後に主食の米・めん・パン（炭水化物）を食べます。血糖値の急上昇を抑える野菜や海藻がたっぷりの前菜は、ゆっくりよく噛んで食べると、かなりお腹がいっぱいになります。

「ステップ2　大豆ミートファースト＋ゆる糖質制限」は、ステップ1に加えて、ご飯の量をふだんの1／2〜1／3に減らしましょう。「ご飯・めん類」で紹介しているレシピなら、すでに糖質量が減らしてあるので全部食べてOKです。

デザートレシピは、〝やせる大豆ミート〟ではなく、通常の大豆ミートを使います。といっても、タンパク質も食物繊維も摂れるヘルシーレシピ。ダイエット中のごほうびスイーツとしてご活用ください。

効果

肉を大豆ミートにするだけで、
カロリーやコレステロールが大幅にカットできますが、
“やせる大豆ミート”ならさらにうれしい効果も!
大豆、かつお粉、しょうがには驚くべき効果があるのです。

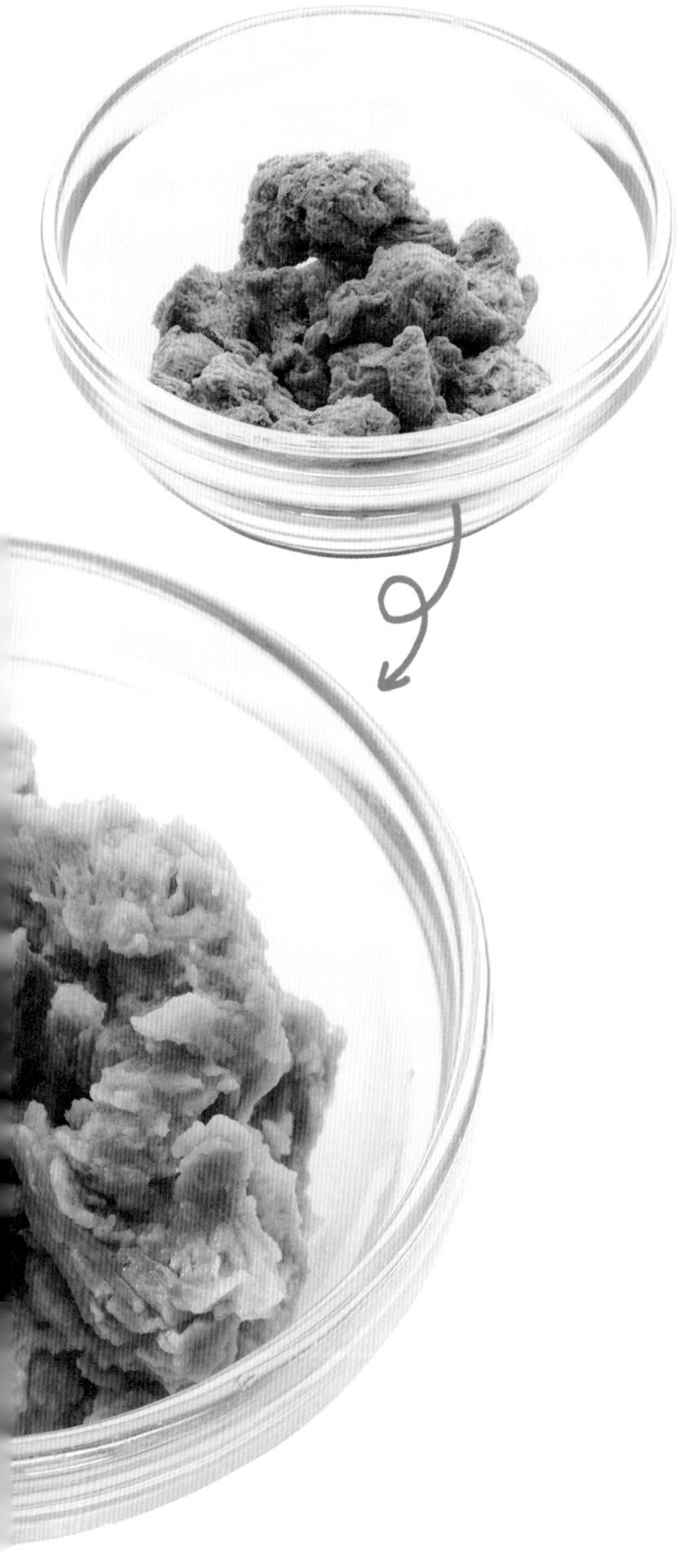

大豆ミート(大豆)

- 糖質・脂質の吸収をブロック
- 体脂肪を撃退
- 腸内環境を改善
- 骨粗しょう症を予防
- 乳がん・前立腺がんを予防
- 動脈硬化を予防
- 美肌をサポート

豊富な食物繊維とタンパク質は、糖質や脂質の吸収を穏やかにし、動脈硬化や肥満につながる食後の高血糖や高脂血症を抑制します。特に、食物繊維は腸内環境を改善して内臓脂肪の蓄積を防ぎ、タンパク質は満腹感を高めてダイエットに役立ちます。また、女性ホルモンと同じような働きをもつ大豆イソフラボンは、骨粗しょう症の予防や更年期障害の症状緩和のほか、乳がん、前立腺がん、動脈硬化などの予防にも役立つ可能性があります。抗炎症作用を有する大豆サポニンや大豆レシチンには、美肌効果も期待できます。

＼ダイエットにも／ ＼健康にも／ ＼美容にも／

“やせる大豆ミート”のスゴイ

かつお粉

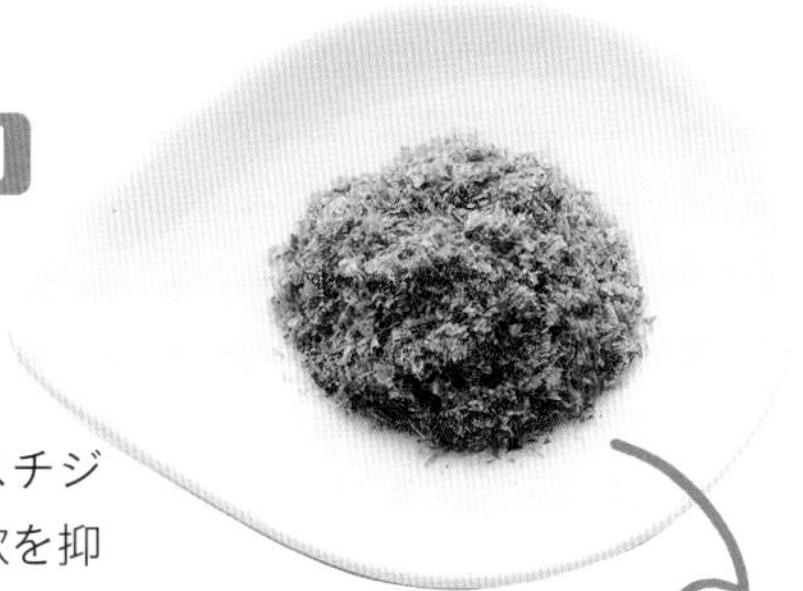

脂肪燃焼を促進 食欲を抑制
内臓脂肪を減らす
ダイエットの継続をサポート

ダイエット効果で注目を集めているヒスチジンには、脂肪燃焼を促進する作用や食欲を抑制する作用があります。内臓脂肪の減少も期待できます。うまみ成分であるイノシン酸の効果で大豆ミートのおいしさがアップするので、ダイエット継続にも役立ちます。

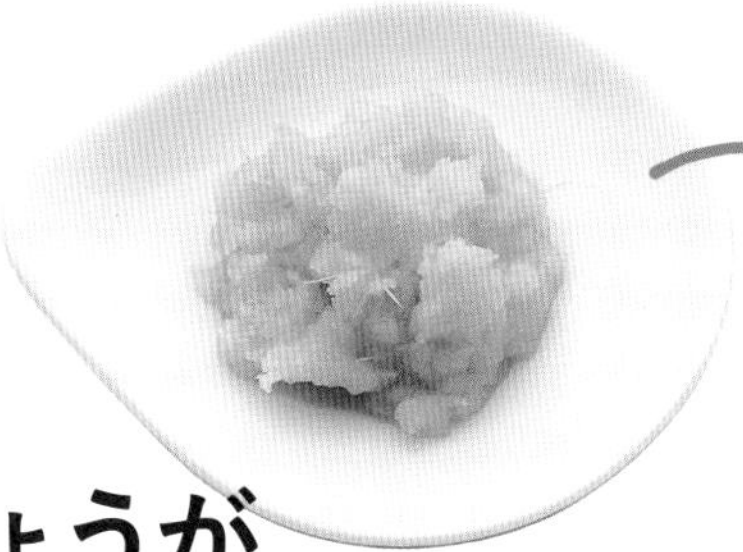

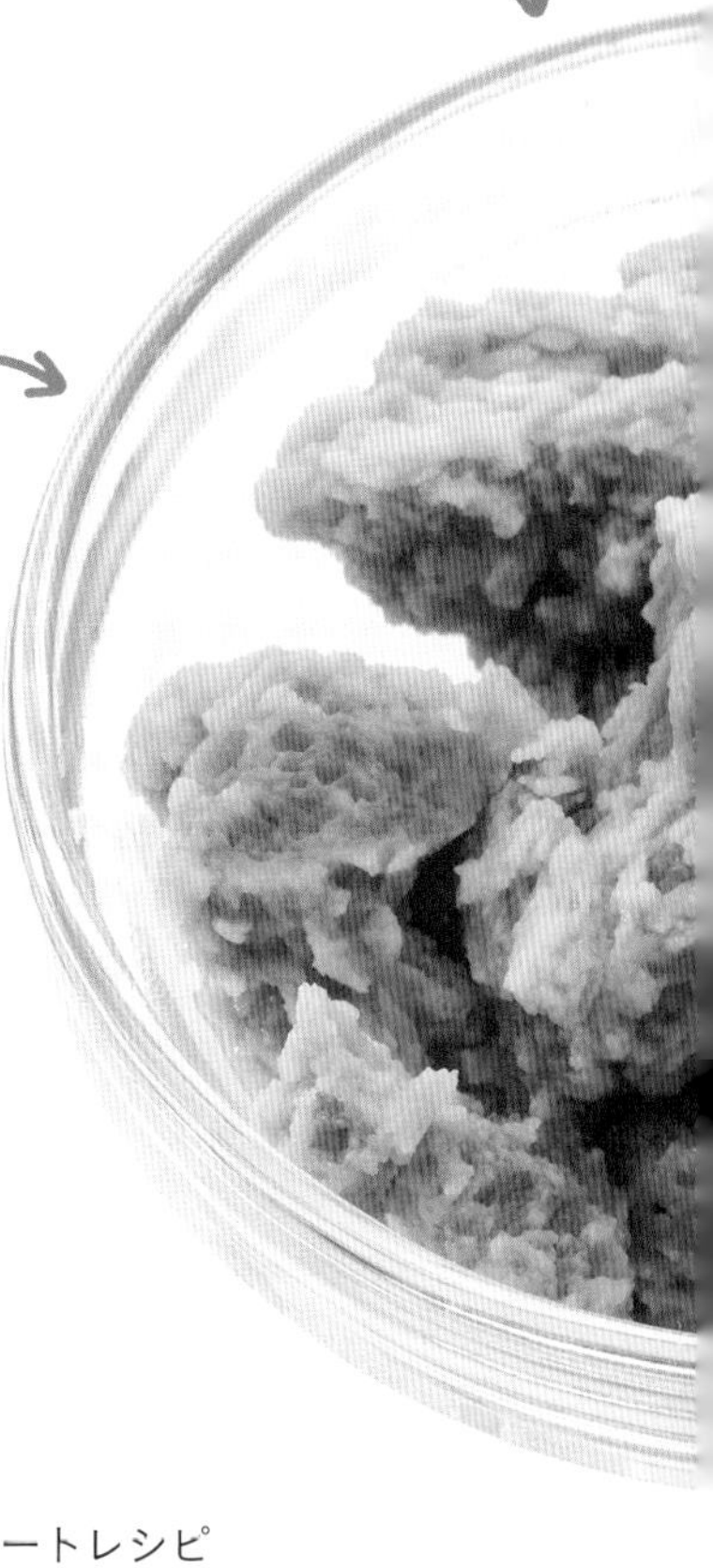

しょうが

脂肪燃焼 血行促進

体を温める作用があり、冷え症の改善が期待できるしょうがは、ダイエットの強い味方です。すりおろしたしょうがに含まれるジンゲロール、しょうがを加熱調理した後に増加するショウガオールのいずれにも、脂肪を燃焼し、血行を促進する効果があります。

作り方

乾燥タイプの大豆ミートは、通常はゆでて戻しますが、今回は電子レンジを使うことで下処理が手軽になるように工夫しました。大豆ミートは倍量の30gまでであれば、一度に下処理することができます。

材料

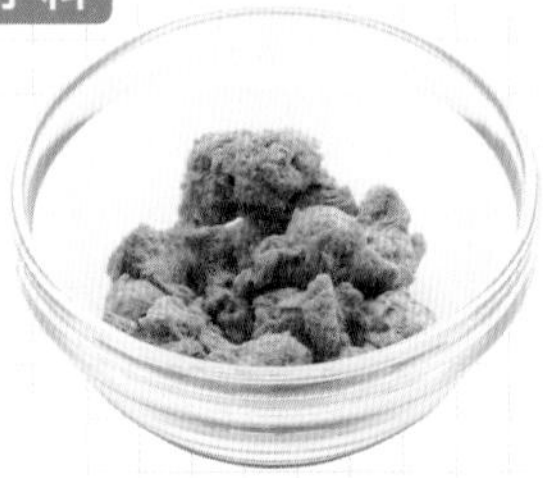

大豆ミート(乾燥)…15g

大豆ミートを倍量の30gにする場合は、水の量は同量のまま、かつお粉、しょうがは倍量の各小さじ2にしてください。

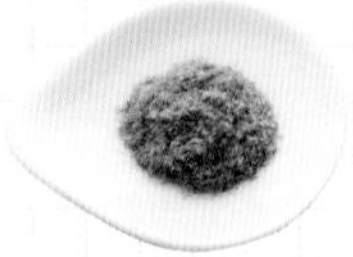

かつお粉…小さじ1

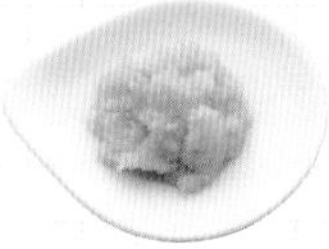

しょうが(すりおろし)…小さじ1

※辛みが苦手な場合は小さじ1/2

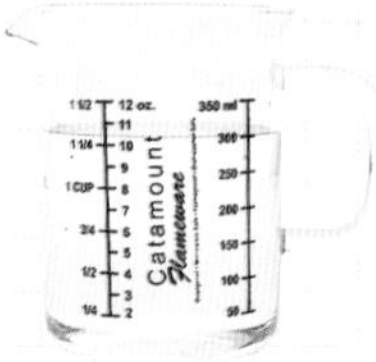

水…300ml

※ミンチタイプの場合は200ml

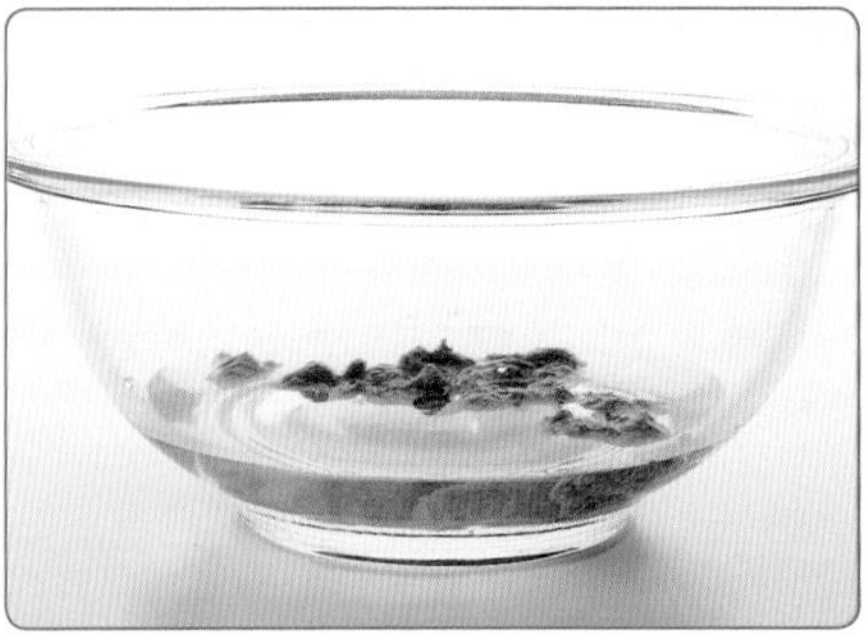

① 耐熱容器に大豆ミートと水を入れる

容器が小さいと、加熱時にお湯が吹きこぼれる場合があるので、少し大きめの耐熱容器を使用しましょう。

水の量は、ブロックタイプ、フィレタイプの場合は300ml、ミンチタイプの場合は200mlです。

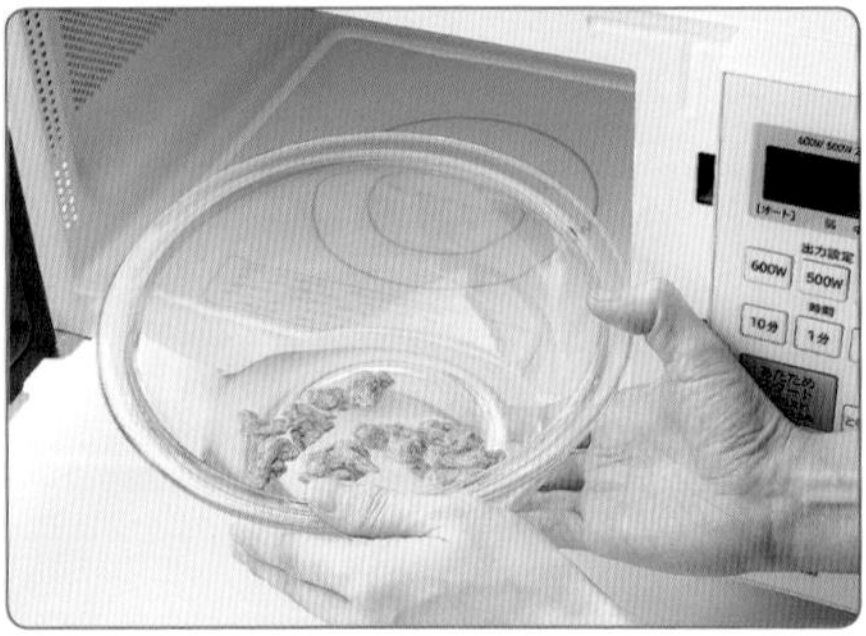

② 電子レンジ(600W)で加熱する

加熱時間の目安は、ブロックタイプ8分、フィレタイプ5分、ミンチタイプ3分です。大豆ミートの形状やメーカーによっても、加熱する時間は多少異なります。様子を見ながら、加減してください。

レンジでチンして、まぶすだけ!

“やせる大豆ミート”の

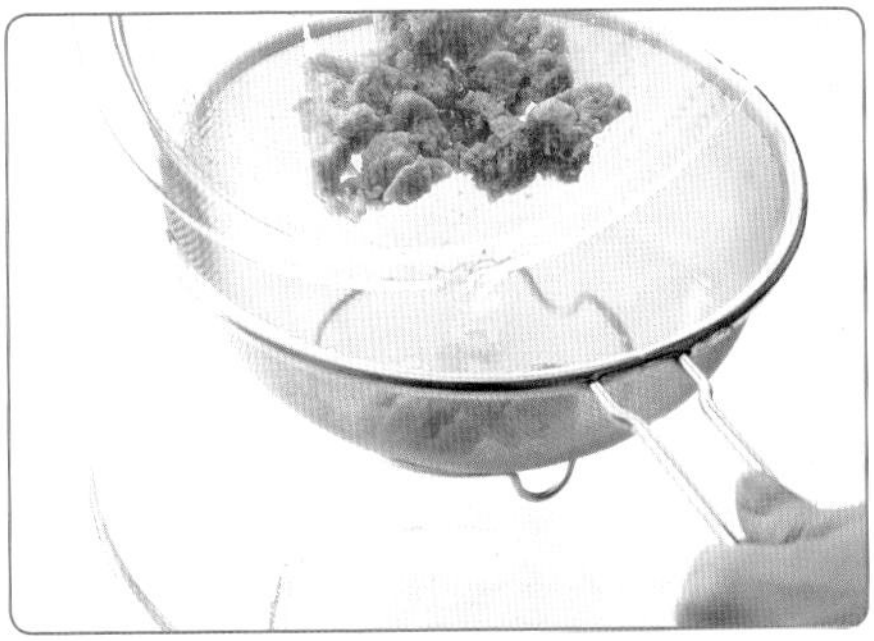

③ 湯切り後に、さっと水洗いする

やけどしないように気をつけながら大豆ミートを電子レンジから取り出し、湯切りします。その後、大豆ミートを流水でやさしく洗い、ザルをふって軽く水気を切りましょう。

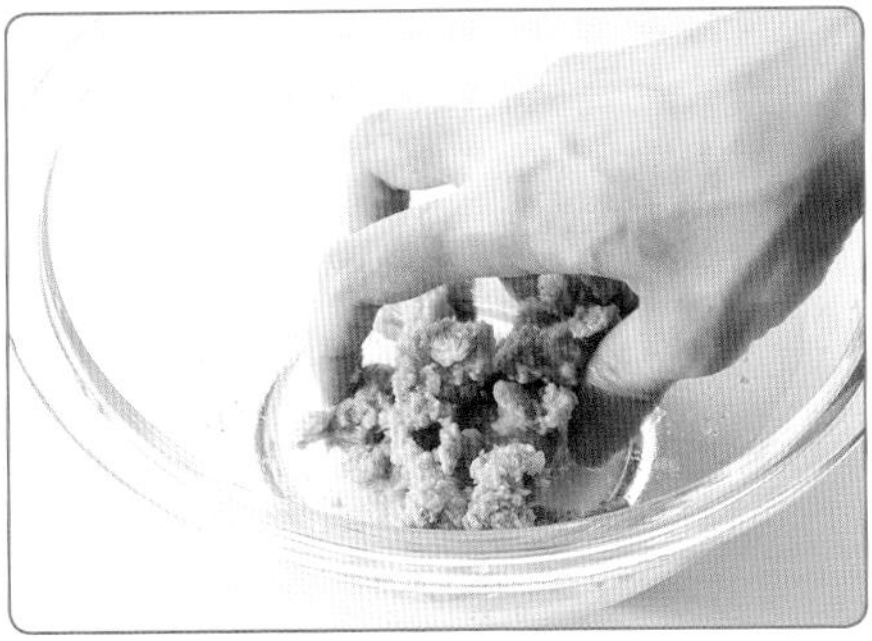

④ かつお粉としょうがをまぶす

水気を切った大豆ミートに、かつお粉としょうがを加え、手でなじませます。

およそ4倍にふくらみ
やせる大豆ミートが完成

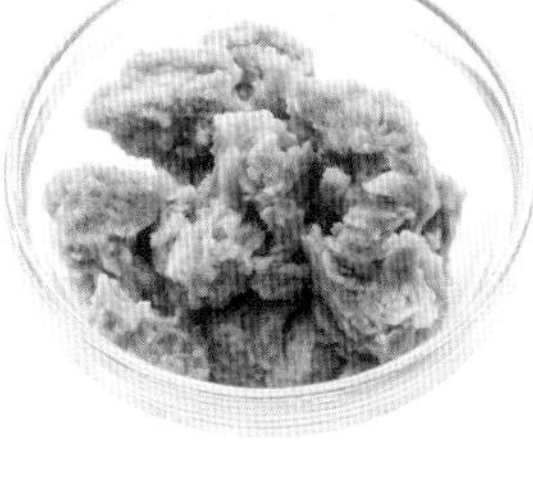

90ページからのレシピには、この“やせる大豆ミート”を使います。

(注:加工品のアレンジとデザートレシピは除く)

前菜

食事のスタートは、食物繊維やタンパク質が豊富な前菜から。血糖値の急上昇を抑えましょう。

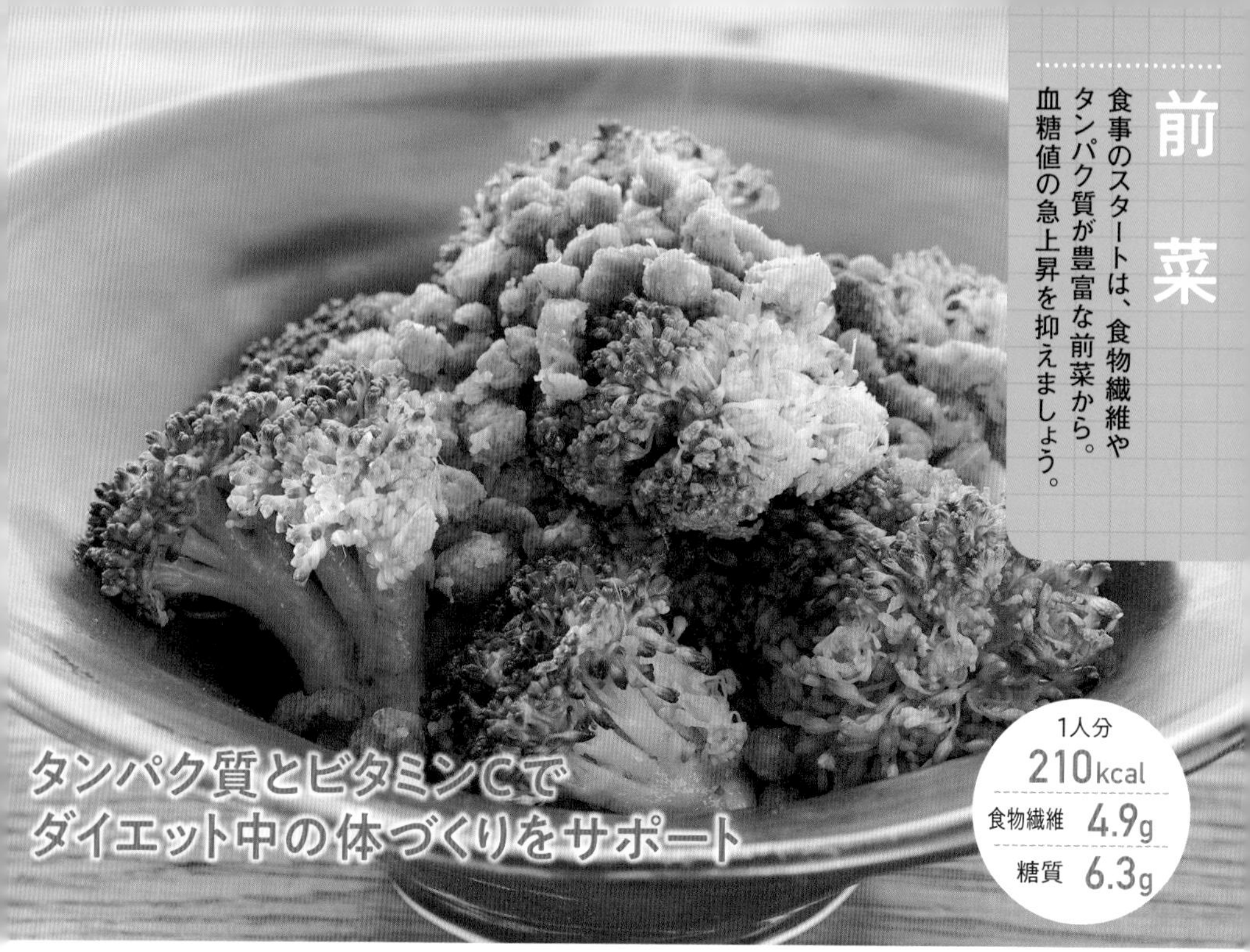

タンパク質とビタミンCで
ダイエット中の体づくりをサポート

1人分
210kcal
食物繊維 4.9g
糖質 6.3g

ブロッコリーそぼろ

材料（1人分）

やせる大豆ミート
……（ミンチタイプ15g分）
ブロッコリー …… 1/3株（100g）
塩 …… 少々
アンチョビ（缶）…… 2尾
オリーブオイル …… 大さじ1
にんにく（すりおろし）
…… 1かけ　*チューブでも可
黒こしょう …… 少々

作り方

1 ブロッコリーは小房に分けて、600wの電子レンジで2分加熱し、熱いうちに塩をまぶす。
2 アンチョビはみじん切りにする。
3 フライパンにオリーブオイル（アンチョビ缶の油がオリーブオイルの場合はそれを使用してもOK）とにんにく、アンチョビを入れて火にかけ、香りが出たら大豆ミートと 1 を加えて炒め合わせる。
4 器に盛り付けて、お好みでこしょうをふる。

POINT

ビタミンB群やC、食物繊維が豊富なブロッコリーは、ダイエットの味方をしてくれる野菜。ゆでずに電子レンジで加熱することで、水に流れ出やすいビタミンB群やC、カリウムも効率的に摂取できます。

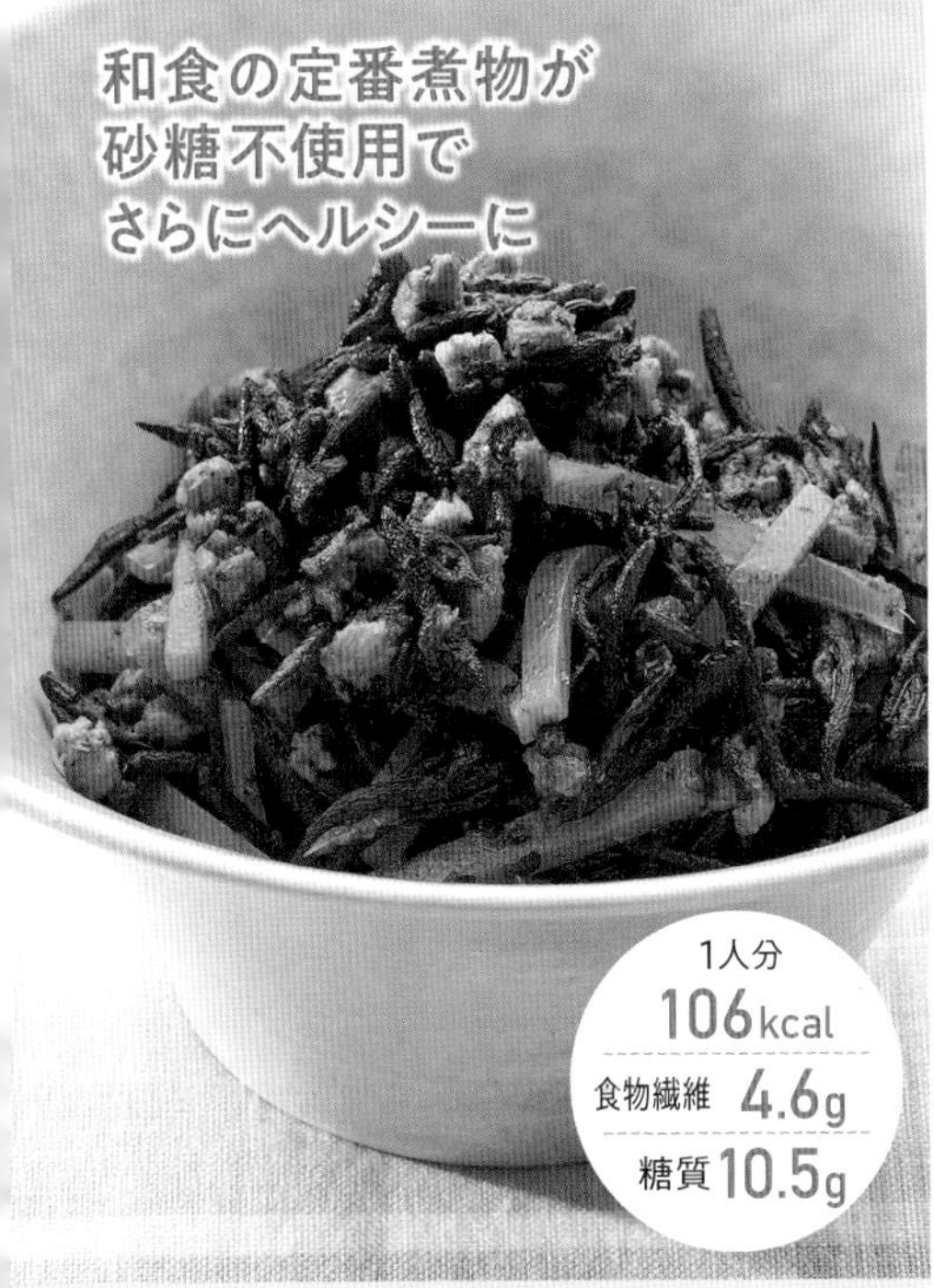
和食の定番煮物が
砂糖不使用で
さらにヘルシーに
1人分
106kcal
食物繊維 4.6g
糖質 10.5g

ひじき煮

材料（2人分）

やせる大豆ミート …… （ミンチタイプ15g分）
ひじき（乾燥）…… 10g
にんじん …… 1/4本
オリーブオイル …… 小さじ1
A
水 …… 100ml（50〜75mlでもOK）
顆粒和風だし …… 小さじ1/2
しょうゆ …… 大さじ1
みりん …… 大さじ1と1/2

作り方

1 ひじきは水で戻す。にんじんはスライサーなどで千切りにする。
2 鍋にオリーブオイルを入れてにんじんを炒め、しんなりしたらひじきと大豆ミートを入れて炒める。
3 Aを加えて、汁気がなくなるまで煮る。

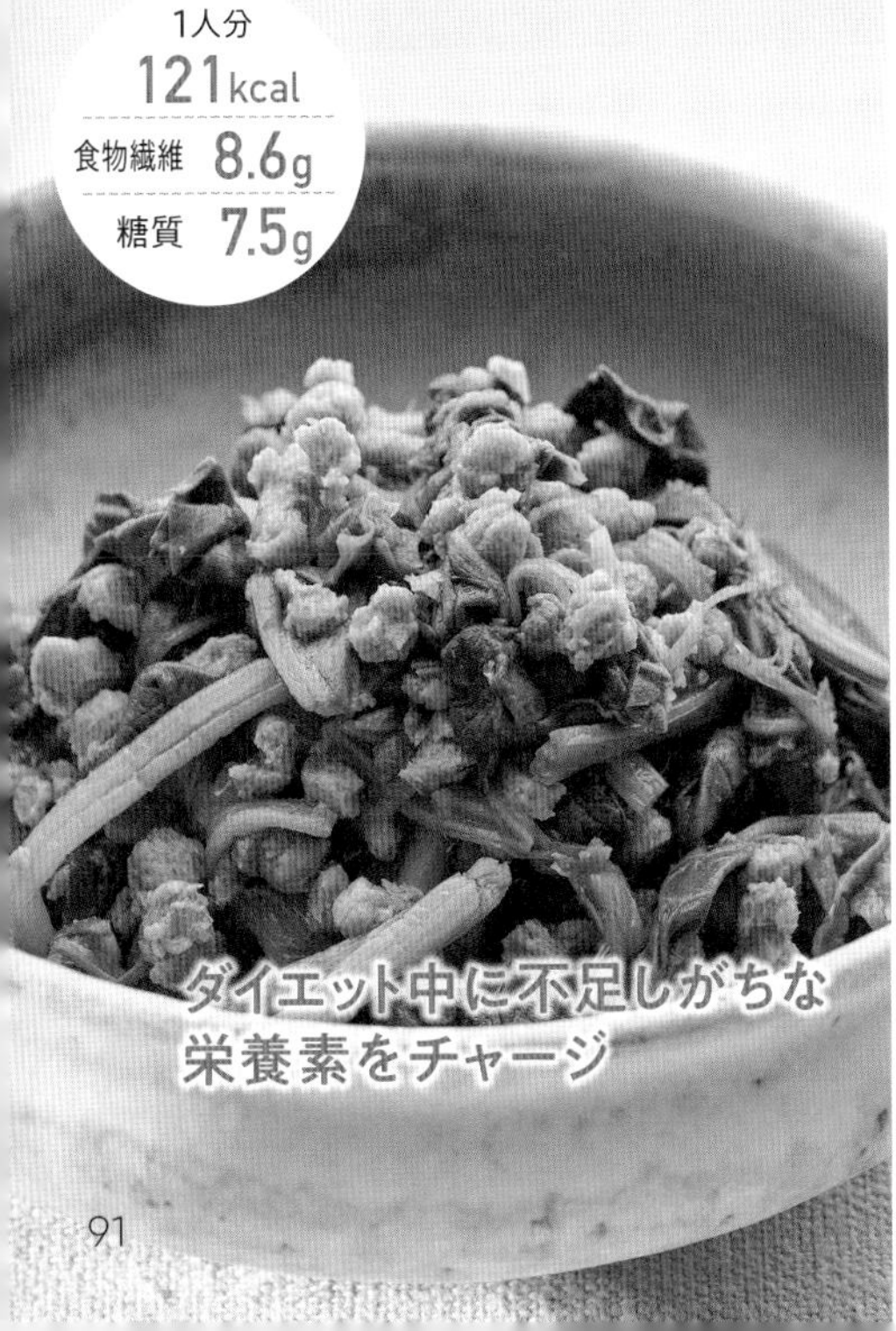
1人分
121kcal
食物繊維 8.6g
糖質 7.5g
ダイエット中に不足しがちな
栄養素をチャージ

ほうれん草と大豆ミートのおひたし

材料（1人分）

ほうれん草 …… 大6株
塩 …… 少々
やせる大豆ミート …… （ミンチタイプ15g分）
しょうゆ …… 小さじ1/2
A
めんつゆ（規定の濃縮倍率で水で薄めたもの）…… 大さじ2〜3
酢 …… 小さじ1/2〜1/4

作り方

1 ほうれん草は3〜4㎝に切り、塩をまぶして、耐熱容器に入れてラップをして600wの電子レンジで2分ほど加熱する。温かいうちに全体を混ぜて余熱でまんべんなく火を通す。粗熱が取れたら、水を適量（300mlくらい）加えて冷やし、水気をしぼっておく。
2 大豆ミートにしょうゆを混ぜ合わせる。
3 1と2を和えて器に盛り、Aをかける。

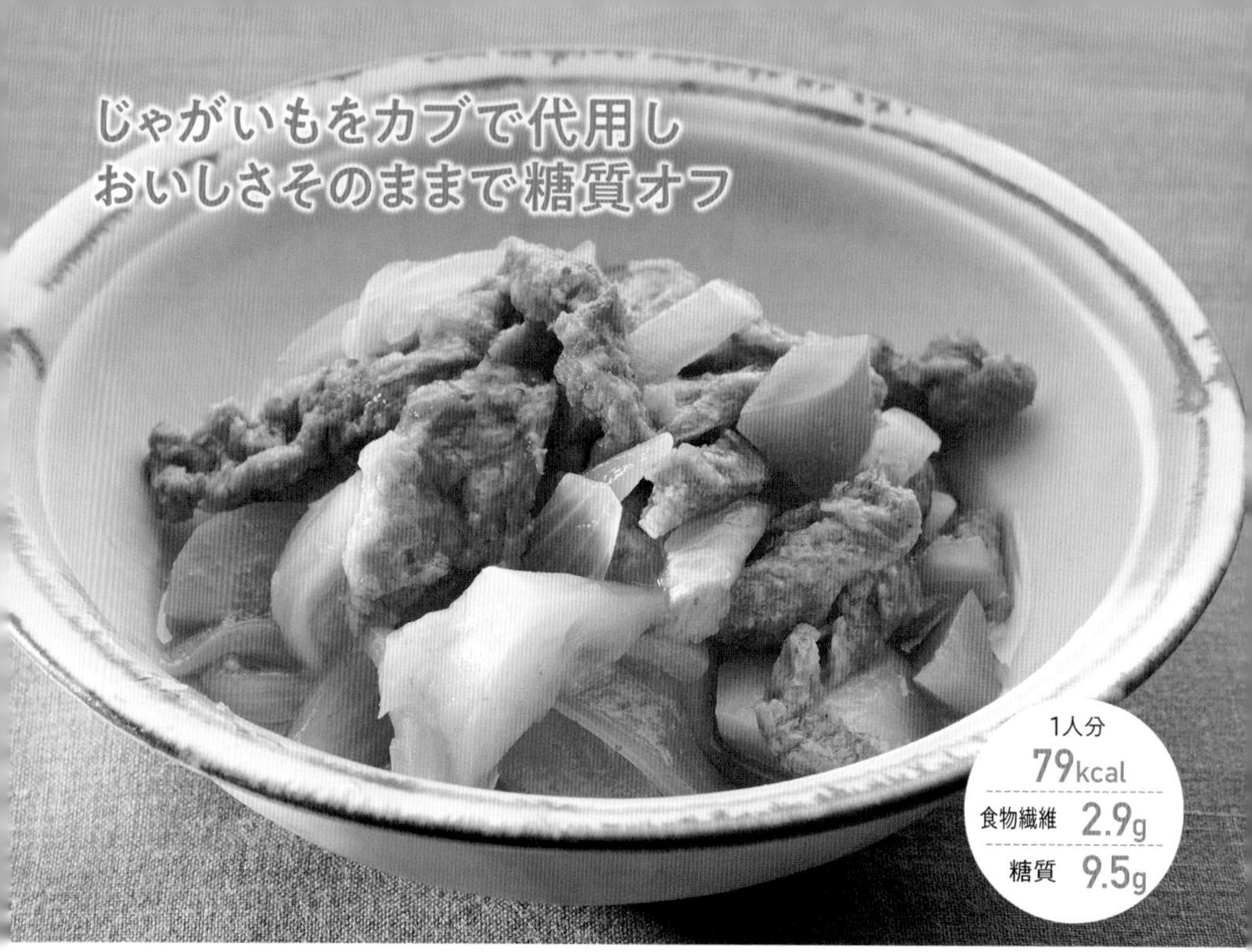
じゃがいもをカブで代用し
おいしさそのままで糖質オフ
1人分
79kcal
食物繊維 2.9g
糖質 9.5g

大豆ミートのレンチン肉じゃが風

材料（2人分）

やせる大豆ミート
……（フィレタイプ15g分）
しょうゆ …… 小さじ1/2
片栗粉 …… 小さじ1/2
にんじん …… 1/8本
玉ねぎ …… 1/4個
カブ …… 小1個（皮付き100g）
Ⓐ 水 …… 100ml
しょうゆ、酒、砂糖 …… 各大さじ1
いりごま（白） …… 小さじ1目安

作り方

1 大豆ミートにしょうゆで下味をつけてから、片栗粉をまぶしておく。にんじんは小さめの一口大に、玉ねぎはくし形切り、カブは皮付きのまま一口大に切る。
2 にんじん、玉ねぎ、カブ、大豆ミートの順に耐熱の器に入れてⒶを加え、ラップをして600Wの電子レンジで8分30秒ほど加熱する。
3 レンジから取り出して全体をよく混ぜ合わせたのち、余熱でしばらくおいて味をなじませ、お好みでごまを指でひねりながら加える。

POINT

糖質の多いじゃがいもの代わりに、糖質が少なく低カロリーのカブを使用してヘルシーに。ダイエット中にもうれしい煮物。余熱でなじませたあと、余分な煮汁を捨てれば、ダイエットや減塩に効果的！

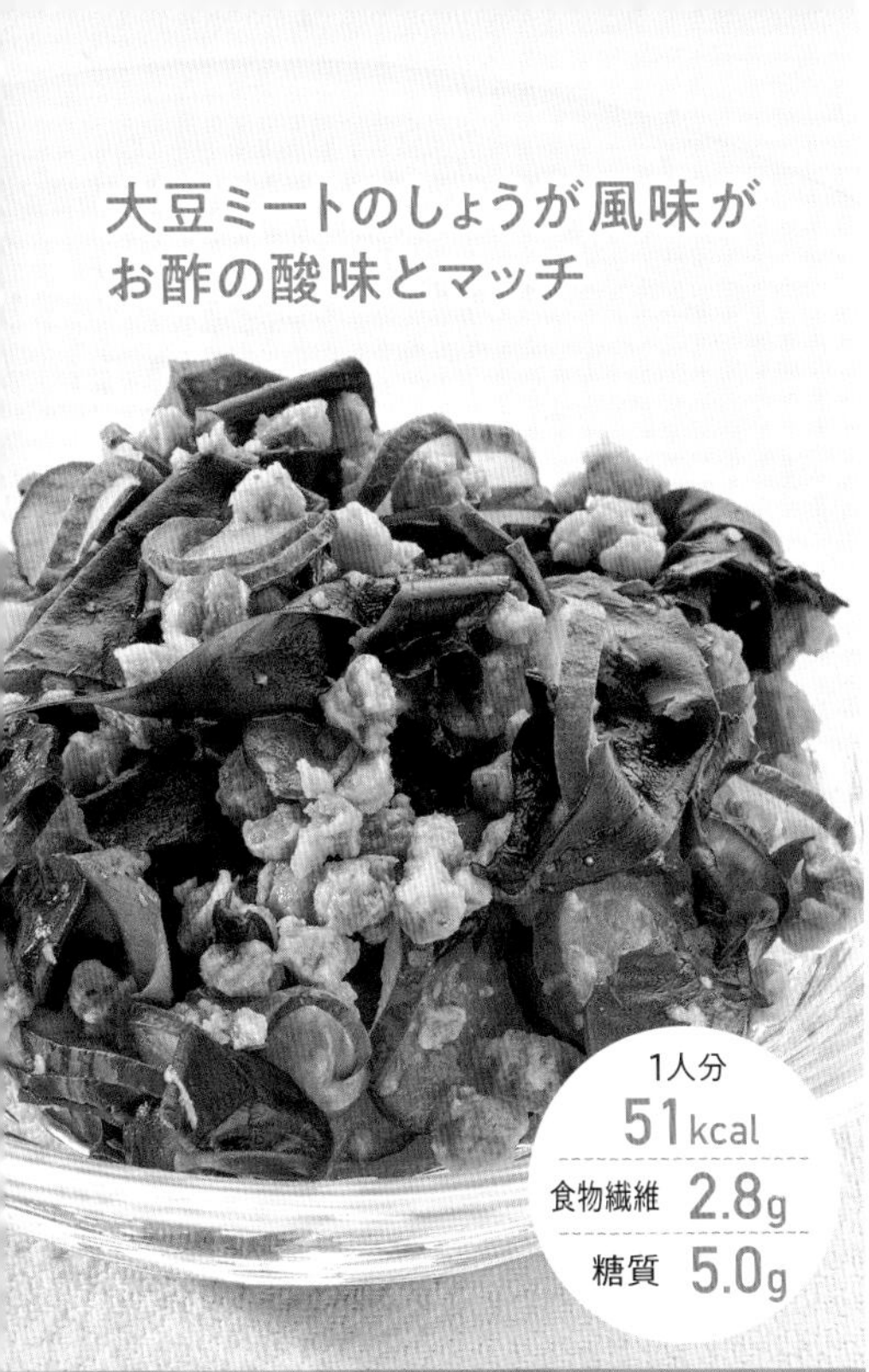
大豆ミートのしょうが風味が
お酢の酸味とマッチ
1人分
51kcal
食物繊維 2.8g
糖質 5.0g

きゅうりと大豆ミートの酢の物

材料（1人分）

きゅうり
…… 1/2本（50g）
塩 …… 少々
やせる大豆ミート
……（ミンチタイプ7〜8g分）
わかめ（水戻し）
…… 15g

Ⓐ
酢 …… 大さじ1/2
砂糖
…… 小さじ1弱
しょうゆ
…… 小さじ1/2
塩 …… 少々

作り方

1 わかめは水かぬるま湯で戻しておく。
2 きゅうりは輪切りにして塩をまぶし、しんなりしたら水気をしぼる。
3 材料をすべて混ぜ合わせる。

POINT 酢には、血糖値の上昇を抑える働きや高血圧の予防効果が！　わかめや大豆ミートの食物繊維で満腹感もアップします。

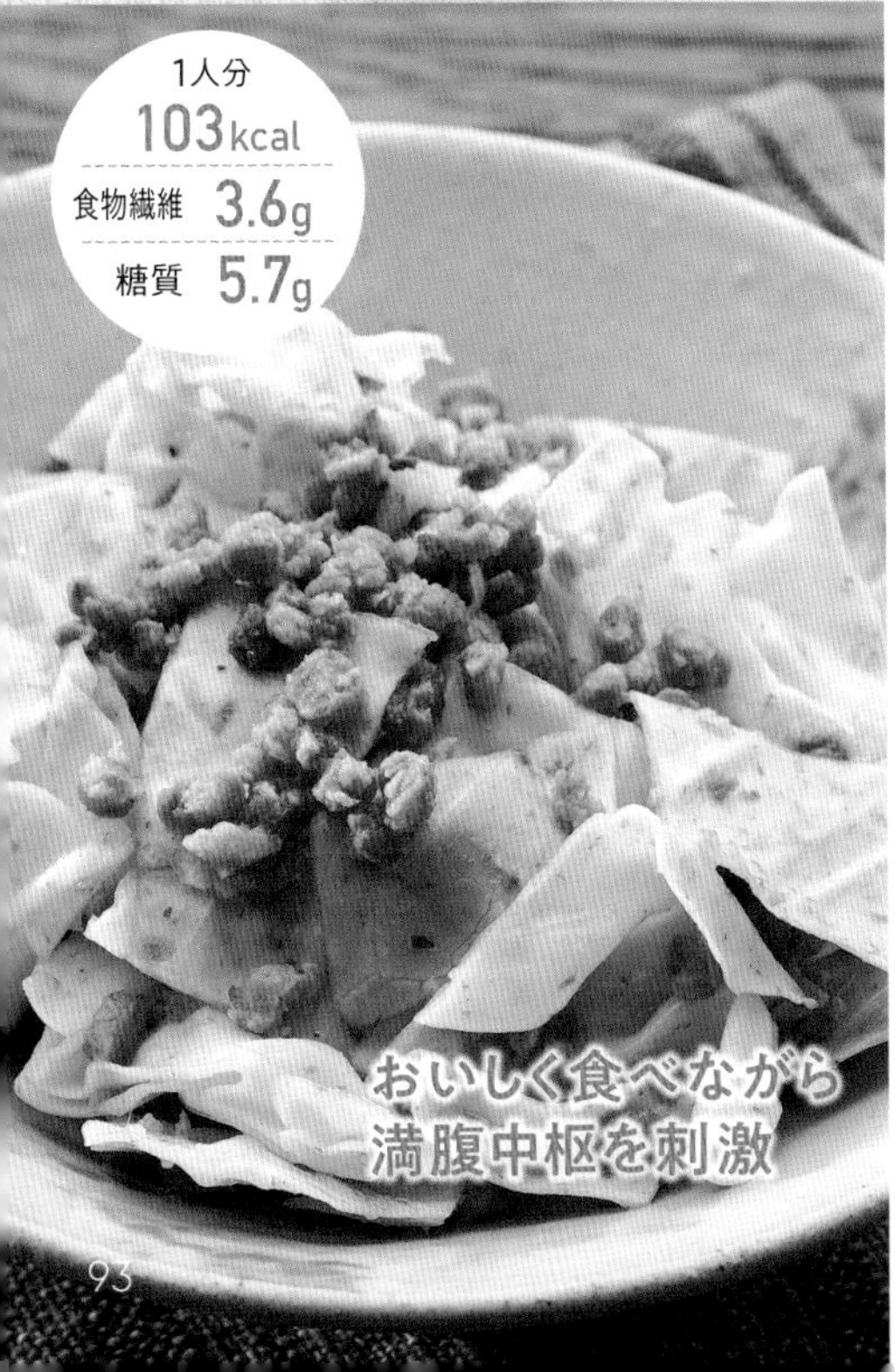
1人分
103kcal
食物繊維 3.6g
糖質 5.7g
おいしく食べながら
満腹中枢を刺激

やみつきキャベツ

材料（1人分）

キャベツ …… 50g
やせる大豆ミート ……（ミンチタイプ15g分）
Ⓐ 鶏ガラスープの素 …… 小さじ1/2弱
Ⓐ しょうゆ …… 小さじ1/2
ごま油 …… 小さじ1/2〜1
塩 …… 少々

作り方

1 キャベツは一口大に切る。
2 大豆ミートにⒶを混ぜ合わせる。
3 1にごま油と塩をふり、2を加えて混ぜ合わせる。

POINT あえてキャベツを大きめに切ってよく噛みましょう。満腹中枢が刺激されるので、さらなるダイエット効果も。

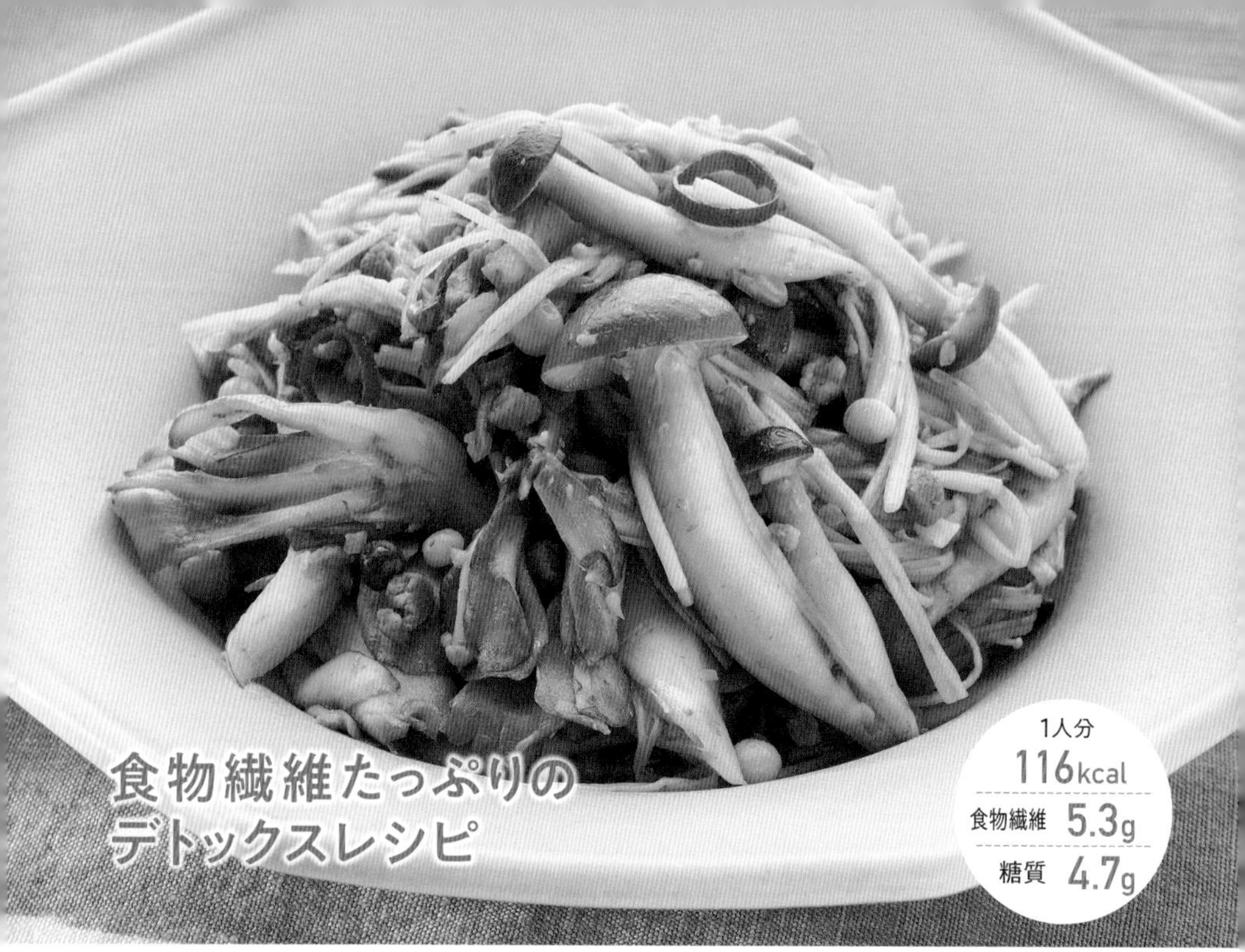
食物繊維たっぷりの
デトックスレシピ
1人分
116kcal
食物繊維 5.3g
糖質 4.7g

きのこのペペロンチーノ

材料（2人分）

やせる大豆ミート
……（ミンチタイプ15g分）
えのき …… 大1/4袋
まいたけ …… 1パック
しめじ …… 大1/4袋
にんにく（みじん切り）
…… 1かけ　＊チューブでも可
鷹の爪（種をとって輪切り）
……　少々（1/3本）
オリーブオイル …… 大さじ1
塩 …… 少々（多め）
Ⓐ 白ワイン …… 大さじ1
しょうゆ …… 小さじ1

作り方

1 えのきは石づきを取って半分の長さに切り、まいたけは一口大にほぐし、しめじは石づきを取って小房に分ける。
2 フライパンにオリーブオイルとにんにく、鷹の爪を入れて火にかけ、香りが出たら1を加えて炒める。
3 火が通ってきたら、大豆ミートと塩を加えて炒め合わせる。
4 仕上げにⒶを加えて、全体を炒め合わせる。

POINT

食物繊維が豊富なきのこ、にんにく、大豆ミートの組み合わせで、腸内環境にも◎。ビタミンB群が豊富なきのこと、しょうがやにんにくの働きで、血流や代謝もアップ。

和洋中と自由自在にアレンジできる
大豆ミートなら、ダイエット中でも
食べたいものをガマンする必要なし!

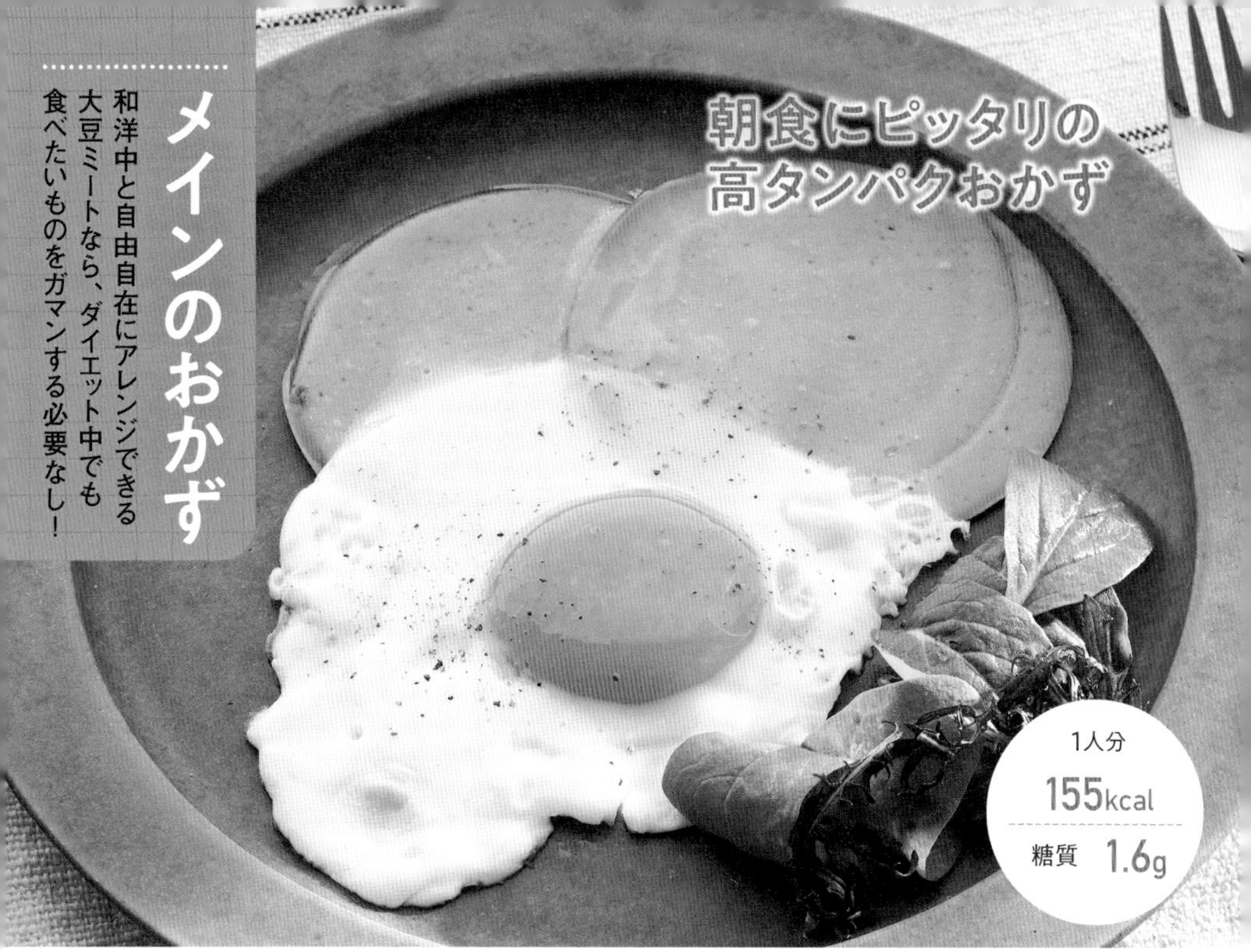

朝食にピッタリの
高タンパクおかず

1人分
155kcal
糖質 1.6g

ソイハムエッグ

材料(1人分)

卵 …… 1個
大豆ミートハム …… 2枚
オリーブオイル …… 小さじ1
塩、こしょう …… 少々
ベビーリーフ …… 適量

作り方

1 フライパンにオリーブオイルを入れ、ハムをのせ、卵を割り入れ、ハムエッグを作る。
2 器に盛り、塩、こしょうをふって、ベビーリーフを添える。

POINT

良質なタンパク質とビタミン・ミネラルが摂れて、低糖質かつ、栄養も豊富な卵。大豆ミートハムを加えれば、植物性タンパク質もプラスできる栄養満点のお手軽レシピに。

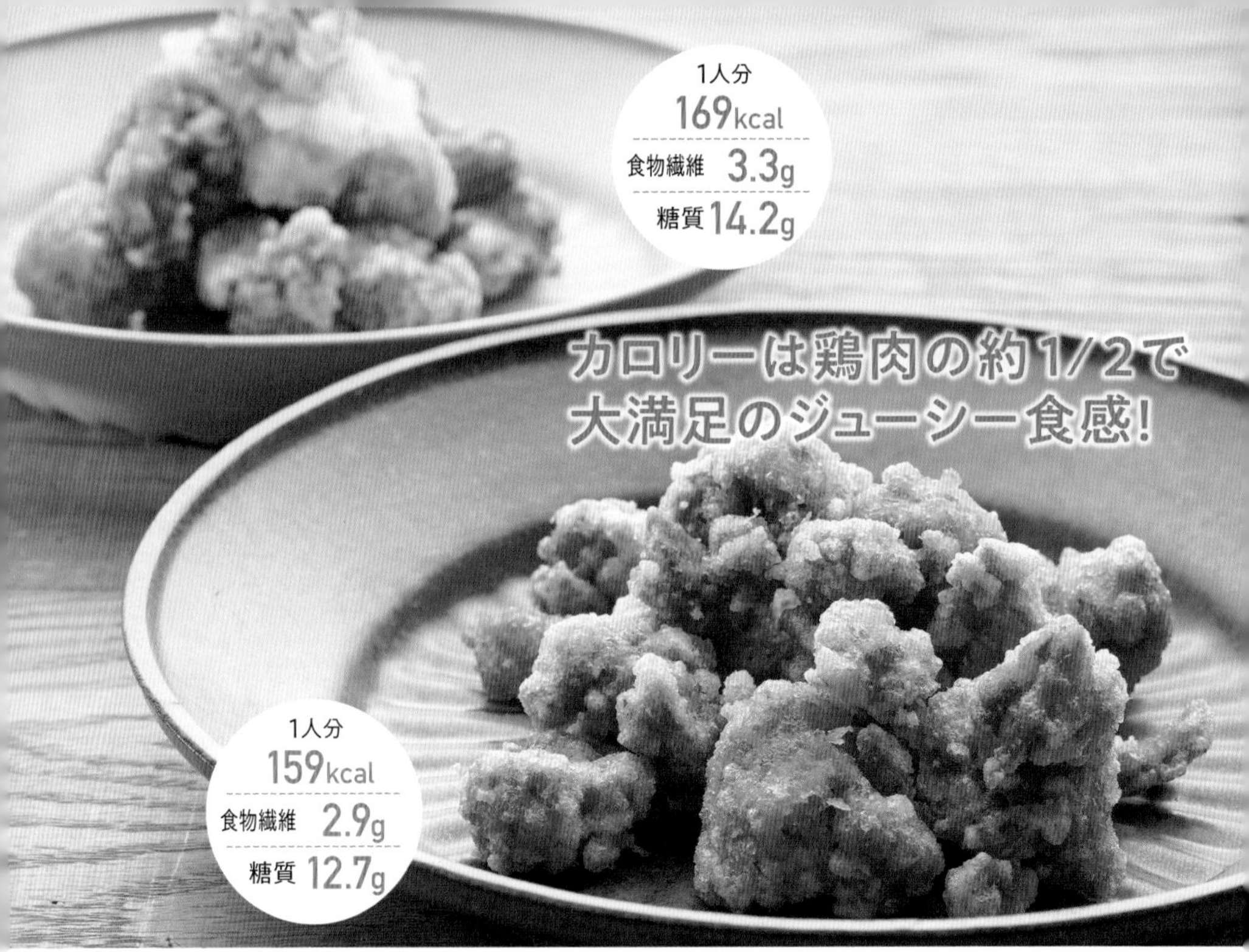
1人分
169kcal
食物繊維 3.3g
糖質 14.2g
カロリーは鶏肉の約1/2で
大満足のジューシー食感！
1人分
159kcal
食物繊維 2.9g
糖質 12.7g

アレンジ

大豆ミートからあげ／からあげおろしポン酢

材料（2人分）

やせる大豆ミート
……（ブロックタイプ30g分）
Ⓐ しょうゆ …… 大さじ1と1/2
にんにく（すりおろし）…… 1かけ
片栗粉 …… 適量
揚げ油 …… 適量
****
大根おろし …… 適量
ポン酢しょうゆ …… 適量
（あれば）小ネギ …… 適量

作り方

1 大豆ミートにⒶの下味をつけて10〜15分ほどおいておく。
2 1に片栗粉をまぶし、180℃の油で1分〜1分半ほど揚げる。
****
3 からあげに大根おろしをのせ、ポン酢しょうゆをかける。
（混ぜ合わせておいたものをのせてもOK）

POINT

同量の鶏もも肉（約120g）で作るからあげと比較すると、大豆ミートならカロリーは半分以下、脂質は約95%カットできます。カリッと揚がりやすく、揚げ過ぎるとパサつくので注意して。大根おろしとポン酢しょうゆを添えれば、あっさりいただけます。

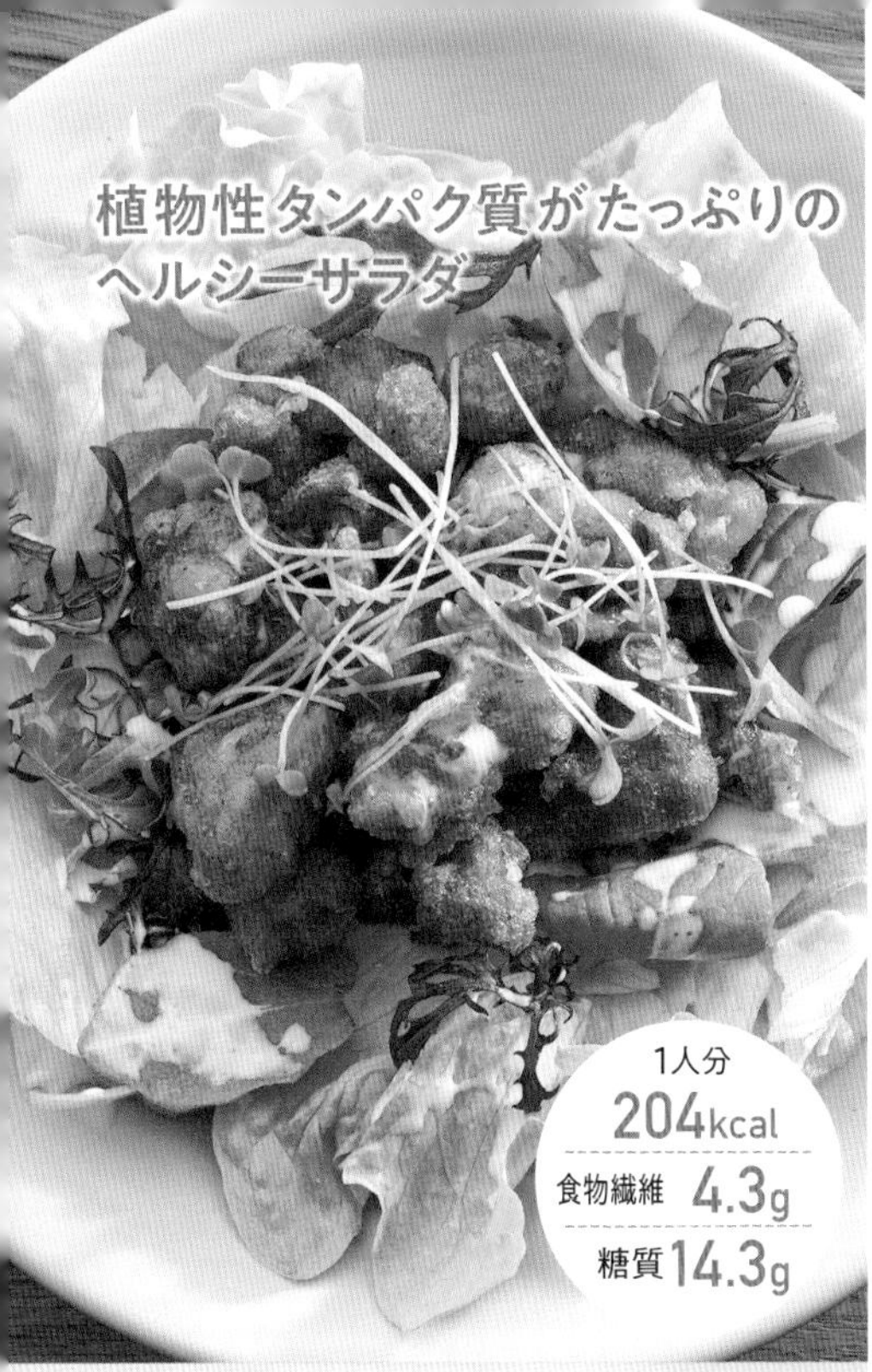
植物性タンパク質がたっぷりの
ヘルシーサラダ
1人分
204kcal
食物繊維 4.3g
糖質14.3g

アレンジ

からあげサラダ(シーザーサラダ風)

材料(1人分)

P96のからあげ …… 7〜8個(半量)
レタス …… 適量
ベビーリーフ …… 適量
ブロッコリースプラウト …… 適量
Ⓐ マヨネーズ、牛乳 …… 各小さじ1
Ⓐ ハーブソルト(クレイジーソルトなど) …… 少々

作り方

1 レタスは一口大に切り、ベビーリーフと一緒に器に盛り付ける。
2 Ⓐをよく混ぜ合わせておく。
3 1に大豆ミートからあげをのせて、ブロッコリースプラウトを飾り、2をかける。

POINT ソースに牛乳とハーブソルトを使用するのがポイント。おいしさはそのままで、糖質とカロリーは控えめに。

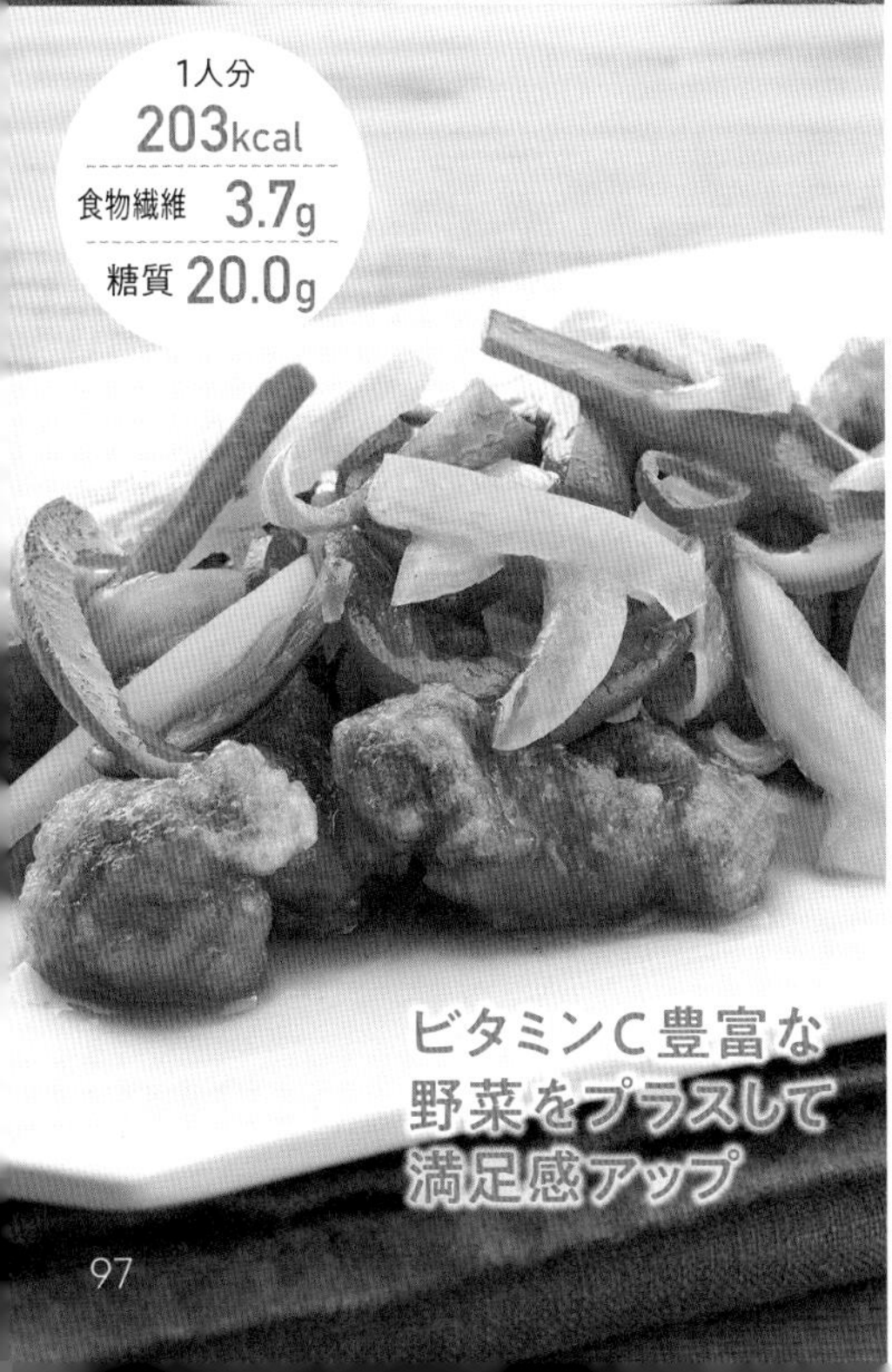
1人分
203kcal
食物繊維 3.7g
糖質 20.0g
ビタミンC豊富な
野菜をプラスして
満足感アップ

アレンジ

大豆ミートからあげの南蛮漬け

材料(2人分)

P96のからあげ …… 全量
ピーマン …… 小1個
パプリカ赤・黄 …… 各適量
玉ねぎ …… 1/8個
Ⓐ 酢、しょうゆ、みりん …… 各大さじ1強
Ⓐ 赤唐辛子(種を取って輪切りにしたもの) …… 1/2本

作り方

1 ピーマンとパプリカは種とワタを取り、パプリカは縦半分に切ったうえで、それぞれを細切りにする。玉ねぎは薄切りにする。
2 Ⓐを混ぜ合わせ、1を加えておく。
3 揚げたての大豆ミートからあげを2に加えてよく混ぜ合わせ、全体に味がなじんだら汁気を軽く切る。

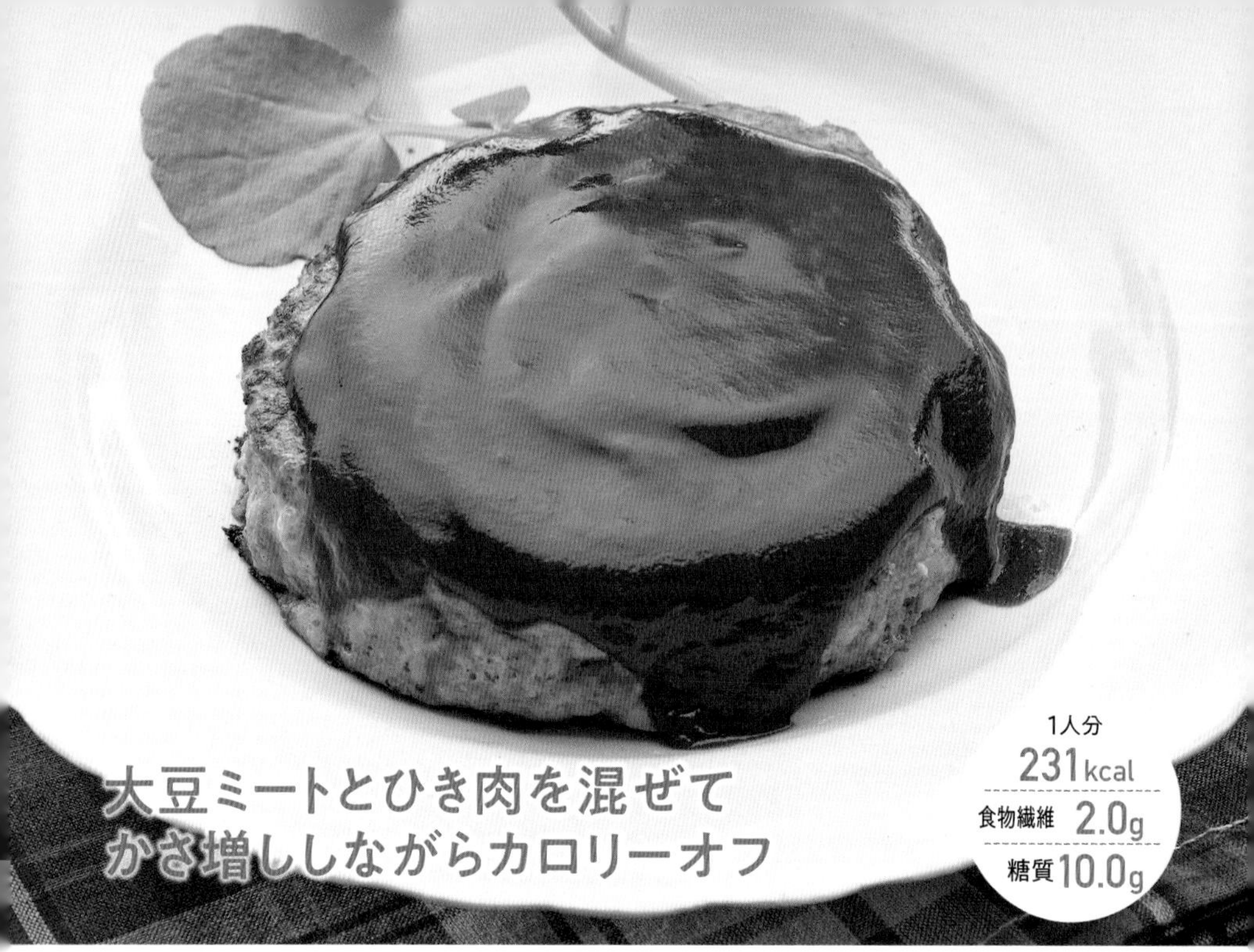
大豆ミートとひき肉を混ぜて
かさ増ししながらカロリーオフ
1人分
231kcal
食物繊維 2.0g
糖質10.0g

大豆ミートハンバーグ

材料（2人分）

- 玉ねぎ …… 1/8個
- オリーブオイル …… 小さじ1/2
- A
  - 卵 …… 1個
  - パン粉 …… 大さじ2
  - 牛乳 …… 大さじ1
- B
  - **やせる大豆ミート**
  - …… **（ミンチタイプ15g分）**
  - 合いびき肉 …… 70g
  - カレー粉、塩 …… 各少々
  - こしょう …… たっぷりめ（10ふり目安）
- オリーブオイル …… 小さじ1
- C
  - トマトケチャップ、
  - ウスターソース …… 各大さじ1

作り方

1. 玉ねぎはみじん切りにしてオリーブオイル（小さじ1/2）をかけてラップをし、600wの電子レンジに1分20秒ほどかける。冷ましてから、Aを加え、混ぜ合わせておく。
2. Bをよくこねながら混ぜ、1を入れてさらに混ぜ合わせたら、空気を抜くようにしながら小判形2つに成形する。
3. 熱したフライパンにオリーブオイルを入れ、中央をくぼませて火を通りやすくした2を焼く。弱めの中火で片面2分、ひっくり返したらフタをして弱火にし、さらに5分ほど火が通るまで焼く。
4. Cを小さなフライパンなどで加熱し、3にかける。

POINT

大豆ミートをひき肉の代わりに使って、大幅にカロリーダウン。食物繊維もプラスできます。

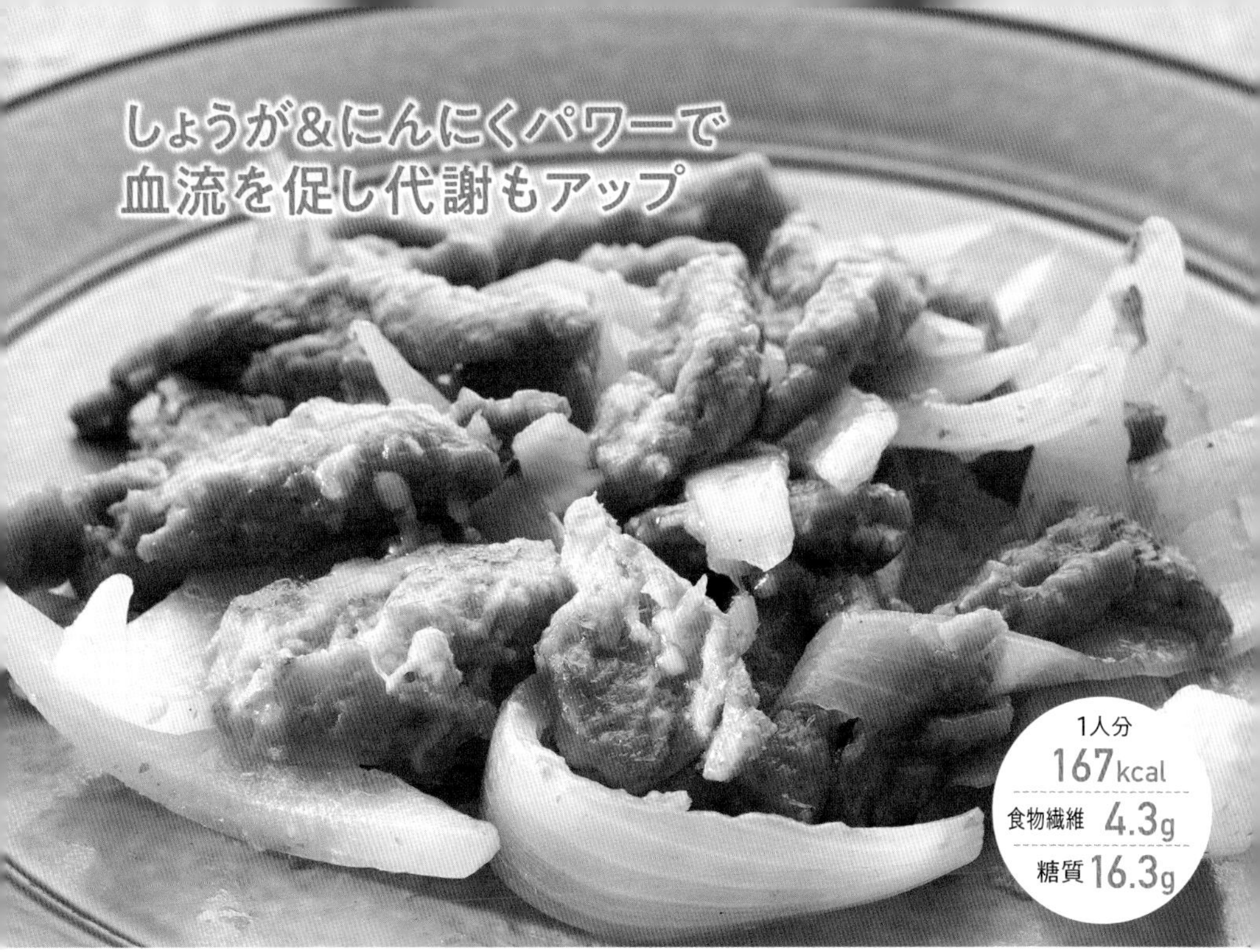
しょうが&にんにくパワーで
血流を促し代謝もアップ
1人分
167kcal
食物繊維 4.3g
糖質 16.3g

大豆ミートのしょうが焼き

材料（1人分）

やせる大豆ミート
……（フィレタイプ15g分）

Ⓐ
にんにく（すりおろし）、しょうが（すりおろし）…… 各小さじ1/2
しょうゆ …… 小さじ1

片栗粉 …… 小さじ1/2
玉ねぎ …… 小1/2個
ごま油 …… 小さじ1

Ⓑ
しょうゆ、酒 …… 各小さじ1
オイスターソース、砂糖 …… 各小さじ1/2

作り方

1 大豆ミートにⒶで下味をつけて、片栗粉をまぶしておく。
2 玉ねぎはくし形切りにして、耐熱容器に入れてラップをして、600wの電子レンジで1分半〜2分ほど加熱する。
3 フライパンにごま油を入れて、2を炒め、1とⒷを加えて炒め合わせる。

POINT

やせる大豆ミートと下味に使うしょうがの辛味成分のおかげで、抗酸化力や体を温める働きがアップ。にんにくの香り成分アリシンやビタミンB群の働きで、代謝や血流もサポートします。

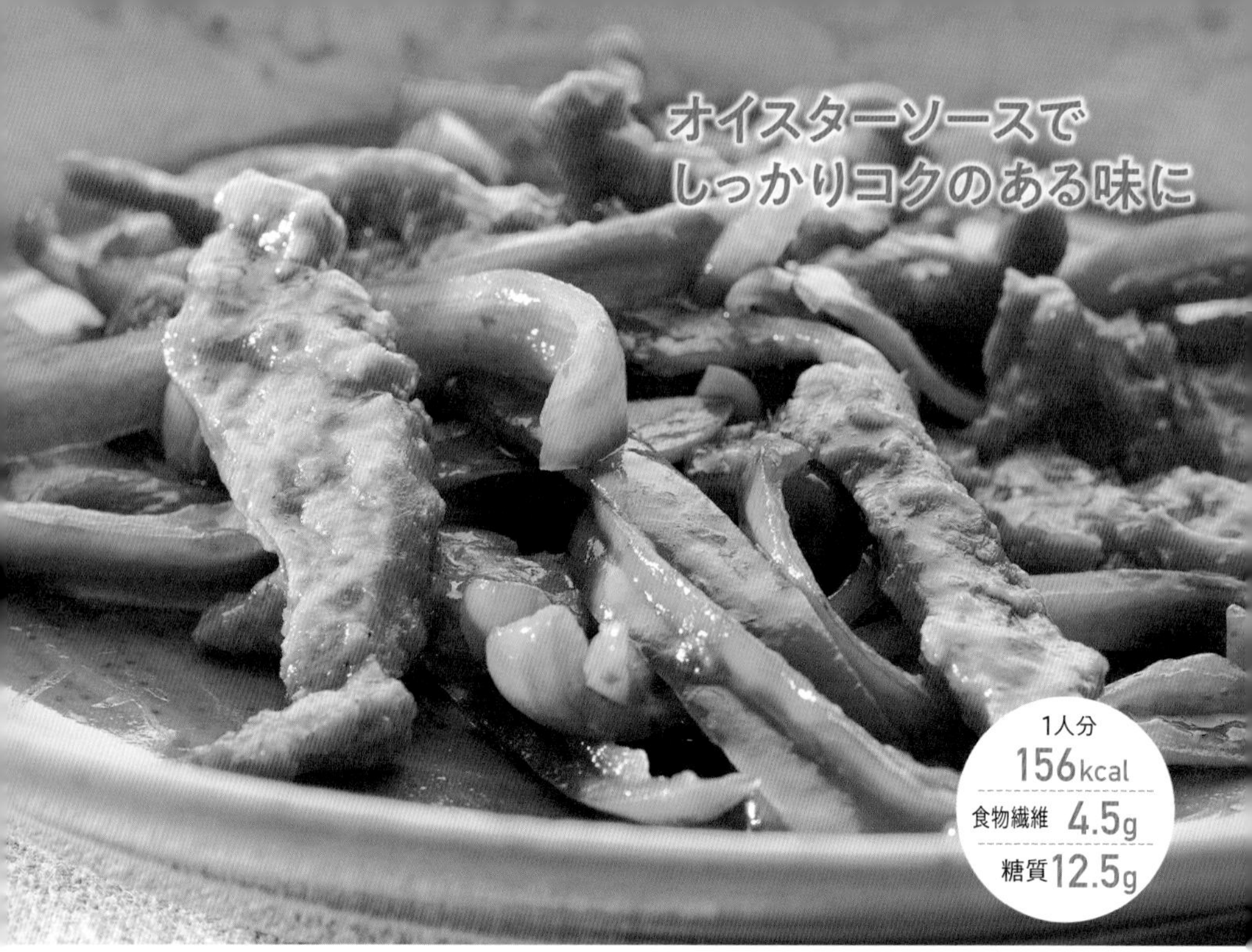
オイスターソースで
しっかりコクのある味に
1人分
156kcal
食物繊維 4.5g
糖質12.5g

チンジャオロース風炒め

材料（1人分）

ピーマン …… 2個
やせる大豆ミート …… （フィレタイプ15g分）
Ⓐ 酒、しょうゆ …… 各小さじ1
片栗粉 …… 小さじ1/2
ごま油 …… 小さじ1
Ⓑ オイスターソース、しょうゆ、砂糖、酒 …… 各小さじ1

作り方

1 ピーマンは種とワタを取り、千切りにする。
2 大豆ミートにⒶで下味をつけ、片栗粉をまぶしておく。
3 フライパンにごま油を入れて1を炒め、2を加えてさらに炒め、よく混ぜ合わせたⒷで味付けをする。

POINT

野菜の中でも糖質が低く、ビタミンCが豊富なピーマンをたっぷり加えてボリュームアップ。大豆ミートにオイスターソースがよくからんで、満足感のある味に。

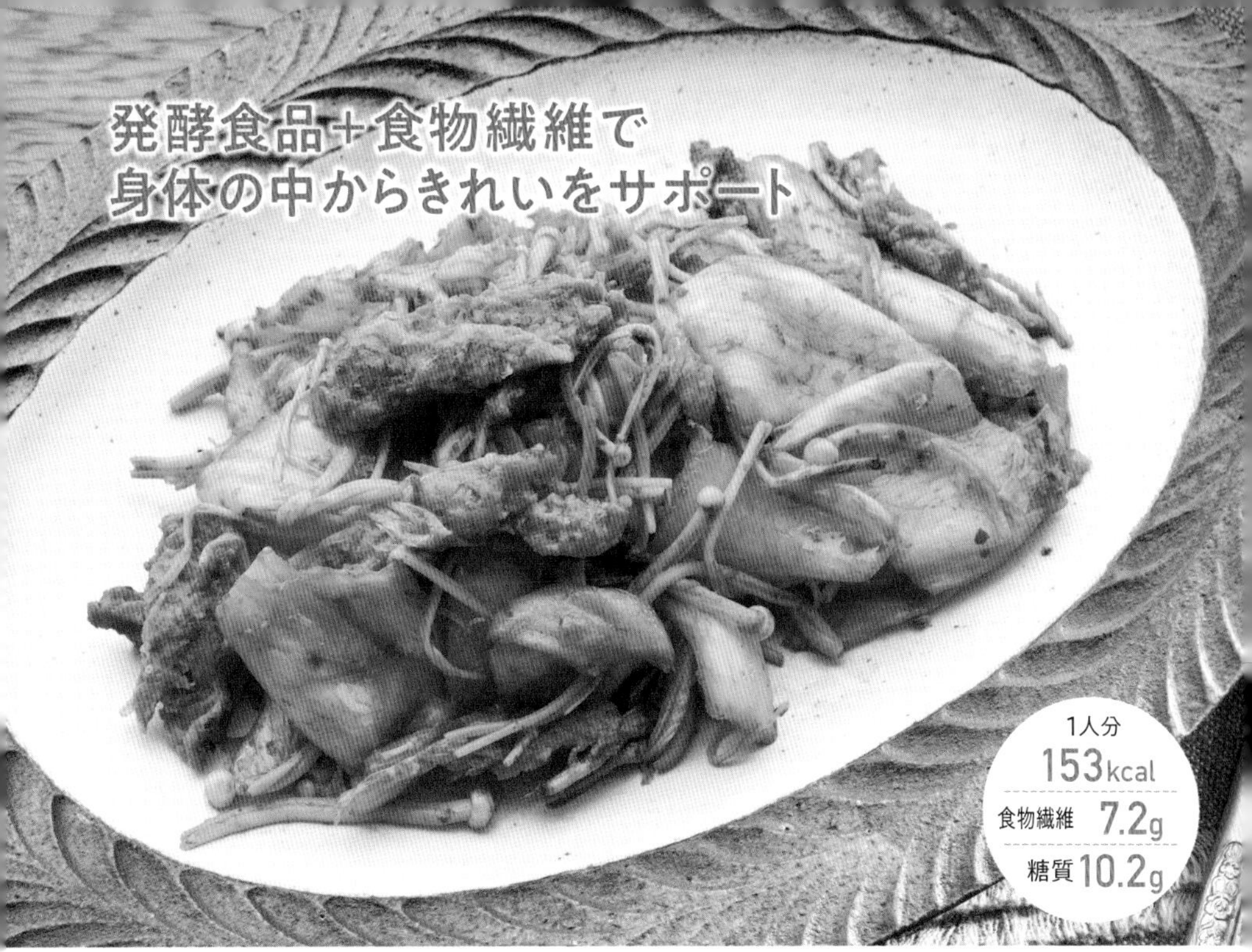
発酵食品＋食物繊維で
身体の中からきれいをサポート
1人分
153kcal
食物繊維 7.2g
糖質 10.2g

豚キムチ風

材料（1人分）

やせる大豆ミート ……（フィレタイプ15g分）
しょうゆ …… 小さじ1/2弱
えのき …… 1/2〜1/4袋
ごま油 …… 適量
キムチ …… 適量90〜100g（えのきの量次第）

作り方

1 大豆ミートにしょうゆで下味をつける。えのきは石づきを取り、半分の長さに切る。
2 フライパンにごま油を入れてえのきと大豆ミートを炒め、キムチを入れてさらに炒め合わせる。

POINT

発酵食品のキムチには乳酸菌がたっぷり。大豆ミートとえのきに含まれる食物繊維との相乗効果で腸内環境の改善が期待できます。えのきには、糖質の代謝を助けるビタミンB群や、血圧対策にもおすすめのGABAが多く含まれています。

キーマカレー風そぼろ／

アレンジ

そぼろのレタス包み

材料（1人分）

やせる大豆ミート …… （ミンチタイプ15g分）

しょうゆ …… 小さじ1/2弱

Ⓐ
- オリーブオイル …… 小さじ2
- にんにく（すりおろし） …… 小さじ1（チューブの場合は2cm目安）
- しょうが（すりおろし） …… 小さじ1（チューブの場合は2cm目安）

カレー粉 …… 小さじ1/2～1/2強

Ⓑ
- トマトケチャップ …… 小さじ1
- ウスターソース …… 小さじ2
- こしょう …… 少々

****

レタス …… 適量

ブロッコリースプラウト …… 適量

作り方

1 大豆ミートにしょうゆで下味をつける。

2 フライパンにⒶを入れて火にかけ、香りが出たら1を炒め、カレー粉を入れてさらに炒め、Ⓑを加えて炒め合わせる。

****

3 レタスの上に、そぼろとスプラウトをのせる。

POINT

カレー粉に含まれるスパイス、にんにく、しょうがには、代謝促進、抗酸化力、肝機能の強化、消化を助ける働きなどがあることがわかっています。低カロリー、低糖質のレタスで包むと、食べ応えもアップ。ブロッコリースプラウトに多く含まれるスルフォラファンには、抗酸化作用や抗糖化作用があり、アンチエイジング対策にもおすすめです。

スパイス効果で代謝もアップ

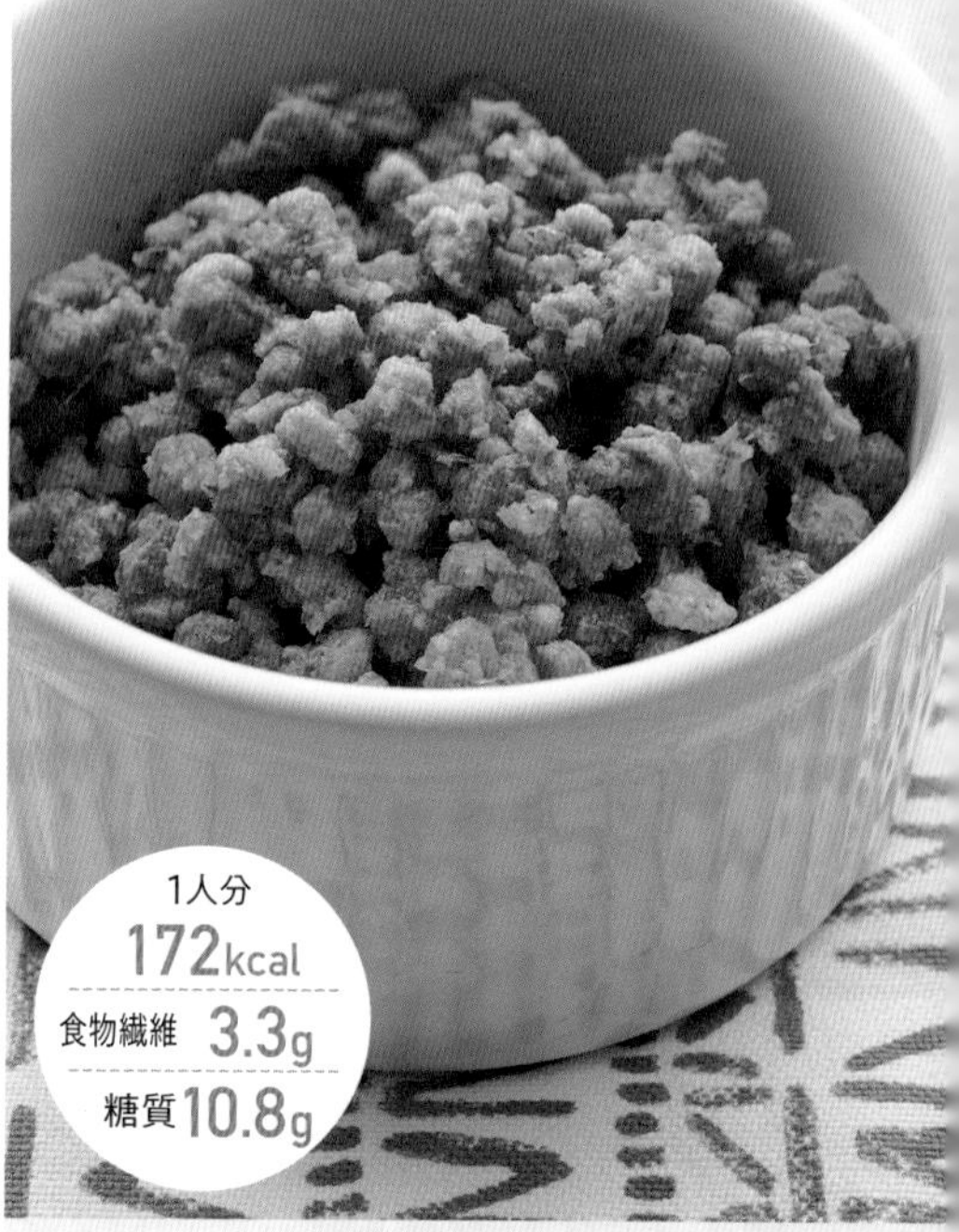

1人分
172kcal
食物繊維 3.3g
糖質 10.8g

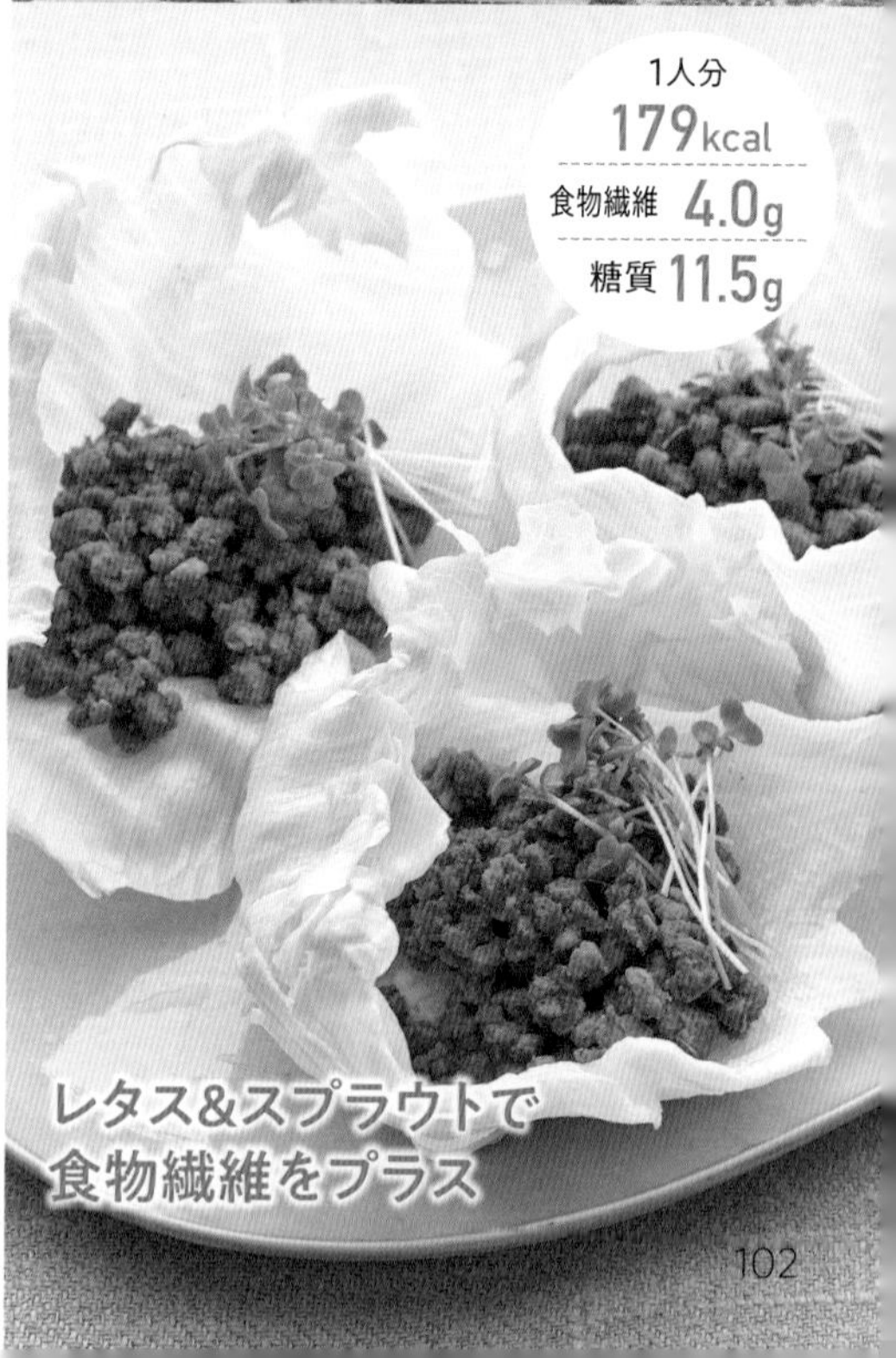

1人分
179kcal
食物繊維 4.0g
糖質 11.5g
レタス&スプラウトで
食物繊維をプラス

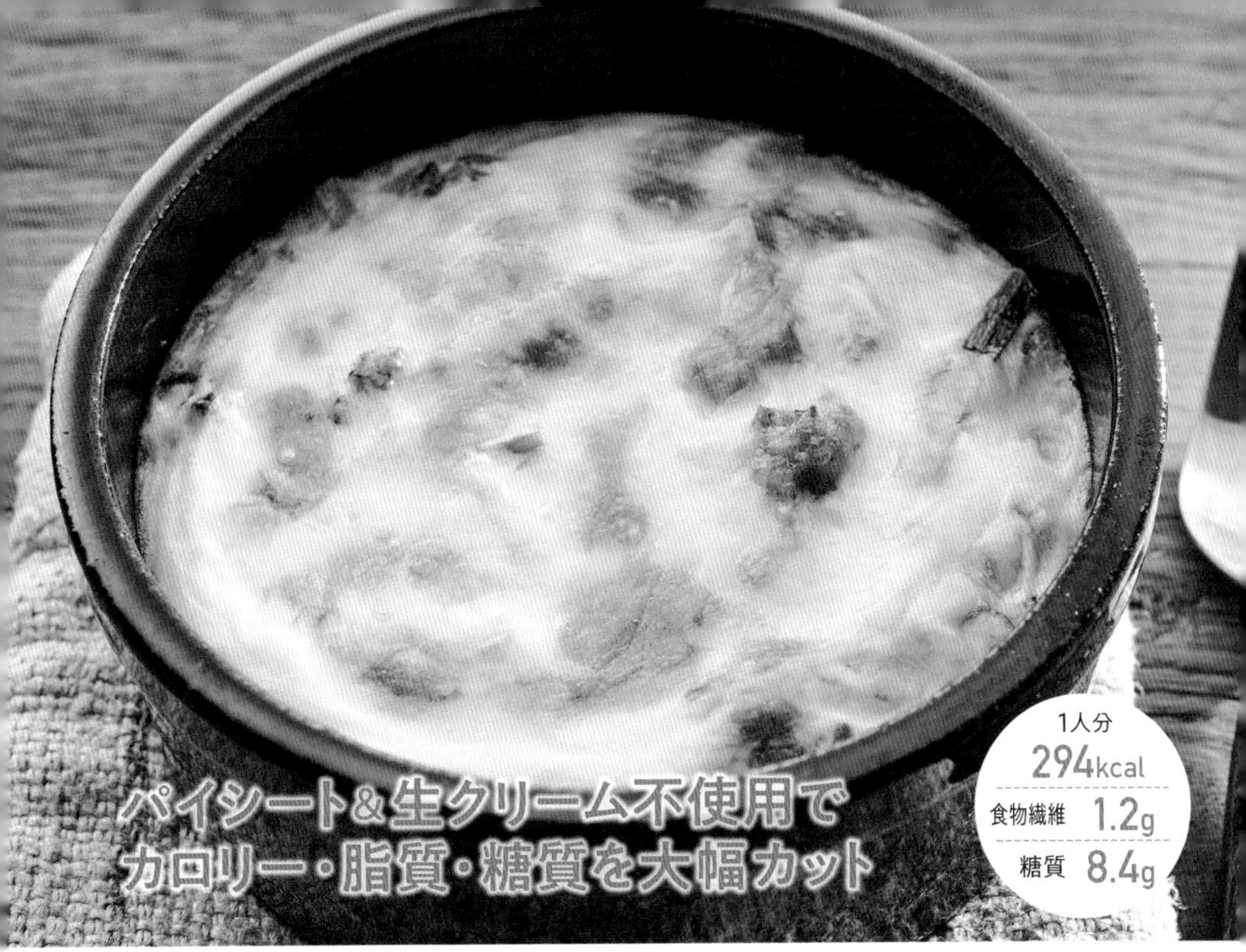
パイシート&生クリーム不使用で
カロリー・脂質・糖質を大幅カット
1人分
294kcal
食物繊維 1.2g
糖質 8.4g

ほうれん草とソーセージの皮なしキッシュ

材料（2人分）

大豆ミートソーセージ …… 1本
ほうれん草 …… 1株
たまねぎ …… 1/8個
オリーブオイル …… 小さじ1/2
塩、こしょう …… 少々
卵 …… 1個
Ⓐ 牛乳 …… 1/2カップ
　コンソメ（顆粒タイプ） …… 小さじ1/4
ピザ用チーズ …… 20g

作り方

1 大豆ミートソーセージは縦4等分、横3等分程度にカットし、長方形の角切りになるように切る。ほうれん草は3〜4㎝に切り、玉ねぎは薄切りにする。
2 フライパンにオリーブオイルを入れて1を炒め、塩、こしょうで味付けをする。
3 耐熱の小さめのココットに2を入れ、そこに卵を溶きほぐしてⒶを混ぜ合わせたものを加え（器の7〜8分目くらい）、ピザ用チーズをのせる。
4 オーブントースターで8分、焦げ目がつくまで焼く。

POINT

ベーコンやウィンナーの代わりに大豆ミートソーセージを使えば、カロリーや脂質を減らして、食物繊維をプラスできます。パイシート、生クリームは使用しなくても、コンソメとピザ用チーズで、本格的な味が楽しめます。

高カロリーで糖質たっぷりの主食も、大豆ミートを使ってひと工夫すればダイエットに最適な一品に。

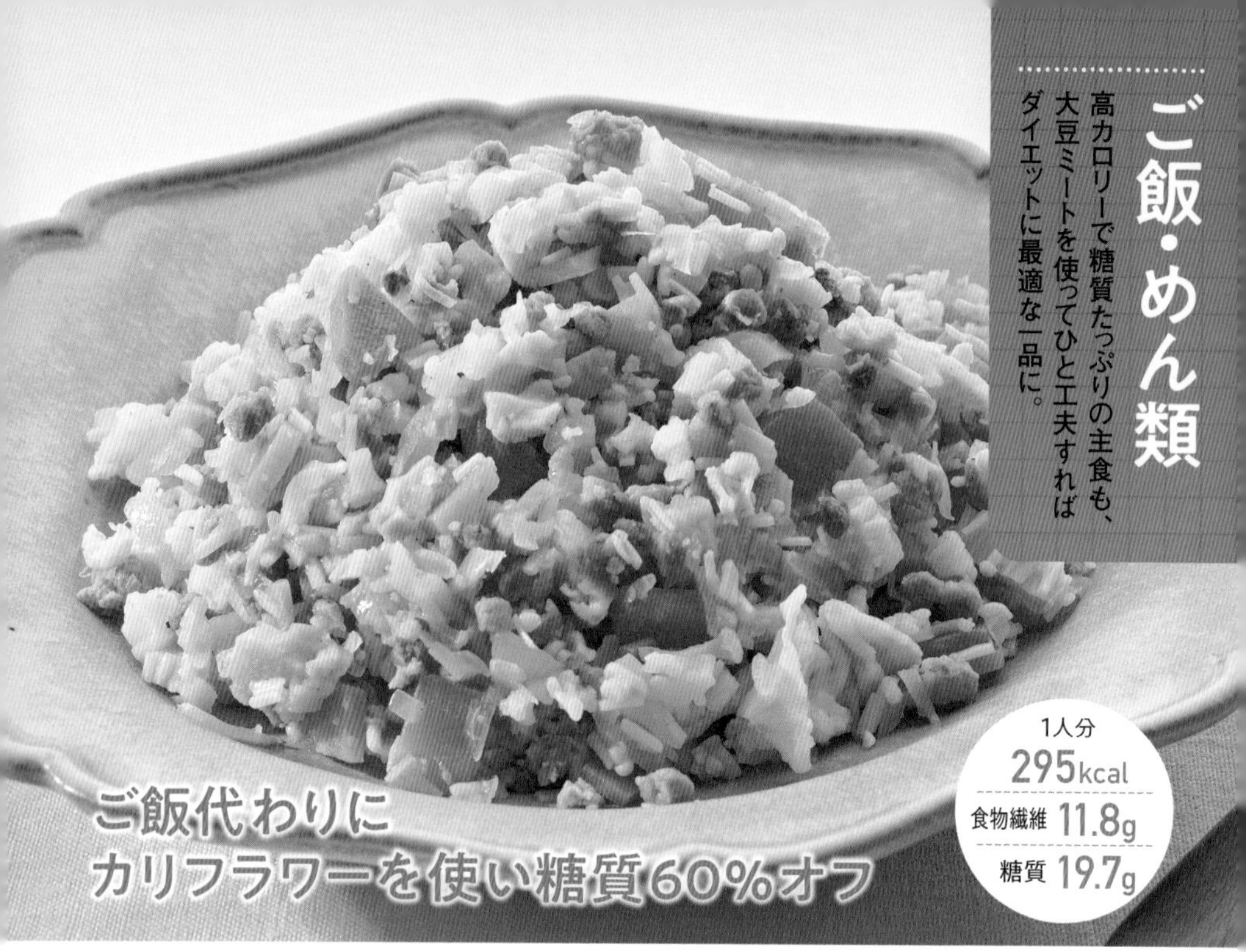

ご飯代わりに
カリフラワーを使い糖質60%オフ

1人分
295kcal
食物繊維 11.8g
糖質 19.7g

カリフラワーライスのなんちゃってチャーハン

材料（1人分）

やせる大豆ミート
……（ミンチタイプ15g分）
しょうゆ …… 小さじ1/2
カリフラワー
…… 小1/2（100g）
えのき …… 1袋
にんじん（小さいもの）
…… 1/4本
玉ねぎ …… 1/2個
Ⓐ 卵 …… 1個
Ⓐ 塩 …… 少々
オリーブオイル
…… 小さじ1～2
Ⓑ 塩 …… 小さじ1/2
Ⓑ こしょう …… たっぷりめ
Ⓑ 一味唐辛子 …… 少々
しょうゆ …… 小さじ1

作り方

1 大豆ミートはしょうゆで下味をつけておく。カリフラワーは粗みじん切りにして、600wの電子レンジでラップをして2分ほど加熱する。えのきは石づきを取って5mmほどの長さの粗みじん切りに、にんじんは適当な大きさに切ってから1～3mmの薄切りに、玉ねぎは角切りにする。Ⓐを混ぜ合わせておく。
2 フライパンにオリーブオイル（半量）を入れて、Ⓐの溶き卵を入れて粗めのスクランブルエッグ状にし、いったん取り出しておく。
3 フライパンをきれいにして、残りのオリーブオイルを熱し、にんじん、たまねぎ、えのきを炒める。
4 カリフラワーと大豆ミートを加えて炒め、Ⓑで味付けし、仕上げにしょうゆを鍋肌から回し入れたら、2を入れて炒め合わせる。

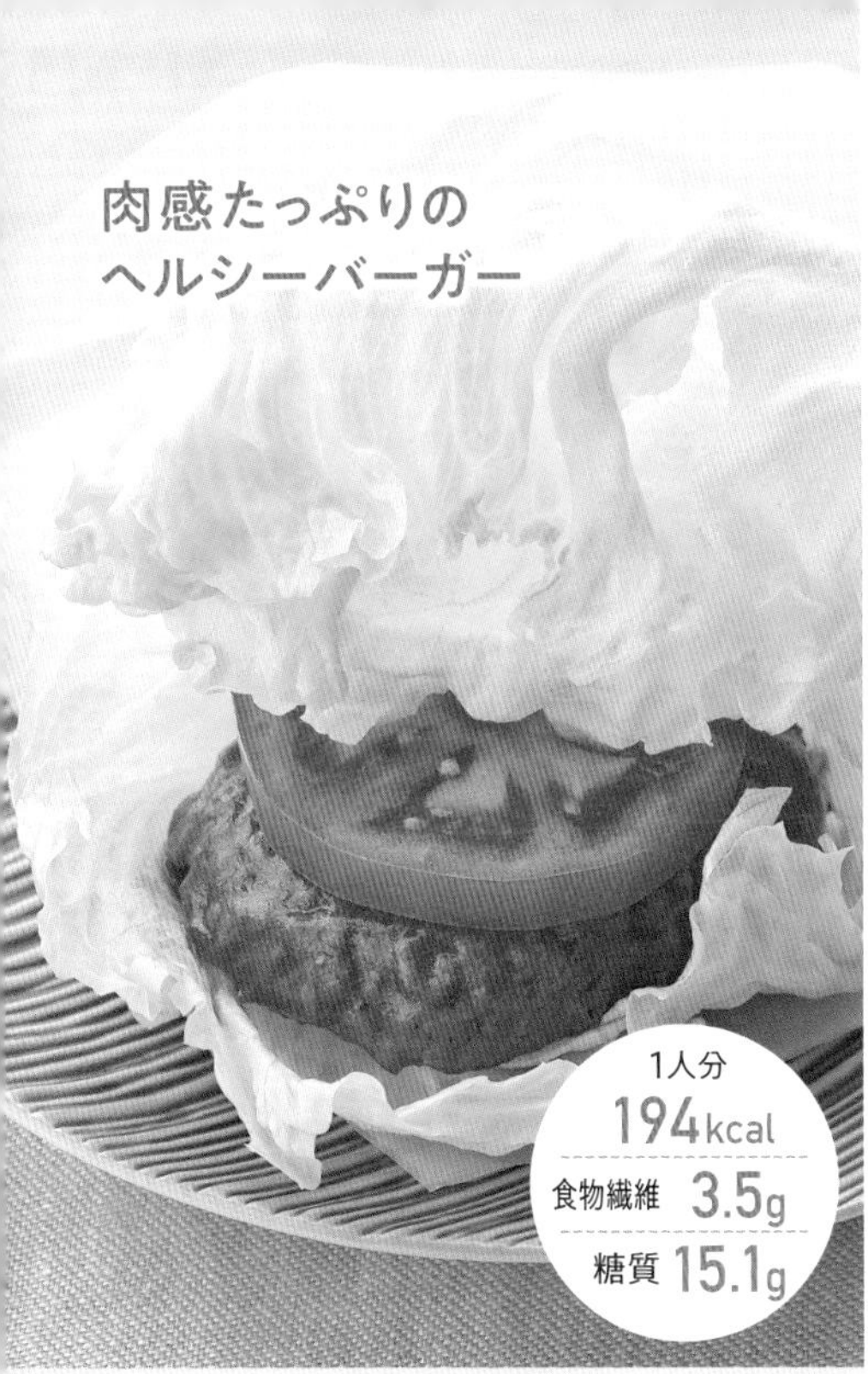
肉感たっぷりの
ヘルシーバーガー
1人分
194kcal
食物繊維 3.5g
糖質 15.1g

ロカボバーガー

材料(1人分)

大豆ミート　ハンバーグタイプ …… **1個**
(市販品を使用、P98のハンバーグでもOK)
レタス …… 適量（3、4枚）
トマト …… 1cmスライス1枚

作り方

1 レタスはなるべく大きく1枚ずつにほぐし、洗って水気を切っておく。トマトは輪切りにする。
2 レタスに大豆ミートハンバーグとトマトをのせて包む。
*オーブンシートなどの防水ペーパーで包むと、食べやすい。

POINT バンズの代わりにレタスを使うことで、糖質とカロリーを大幅にオフ。食物繊維もプラスできます。

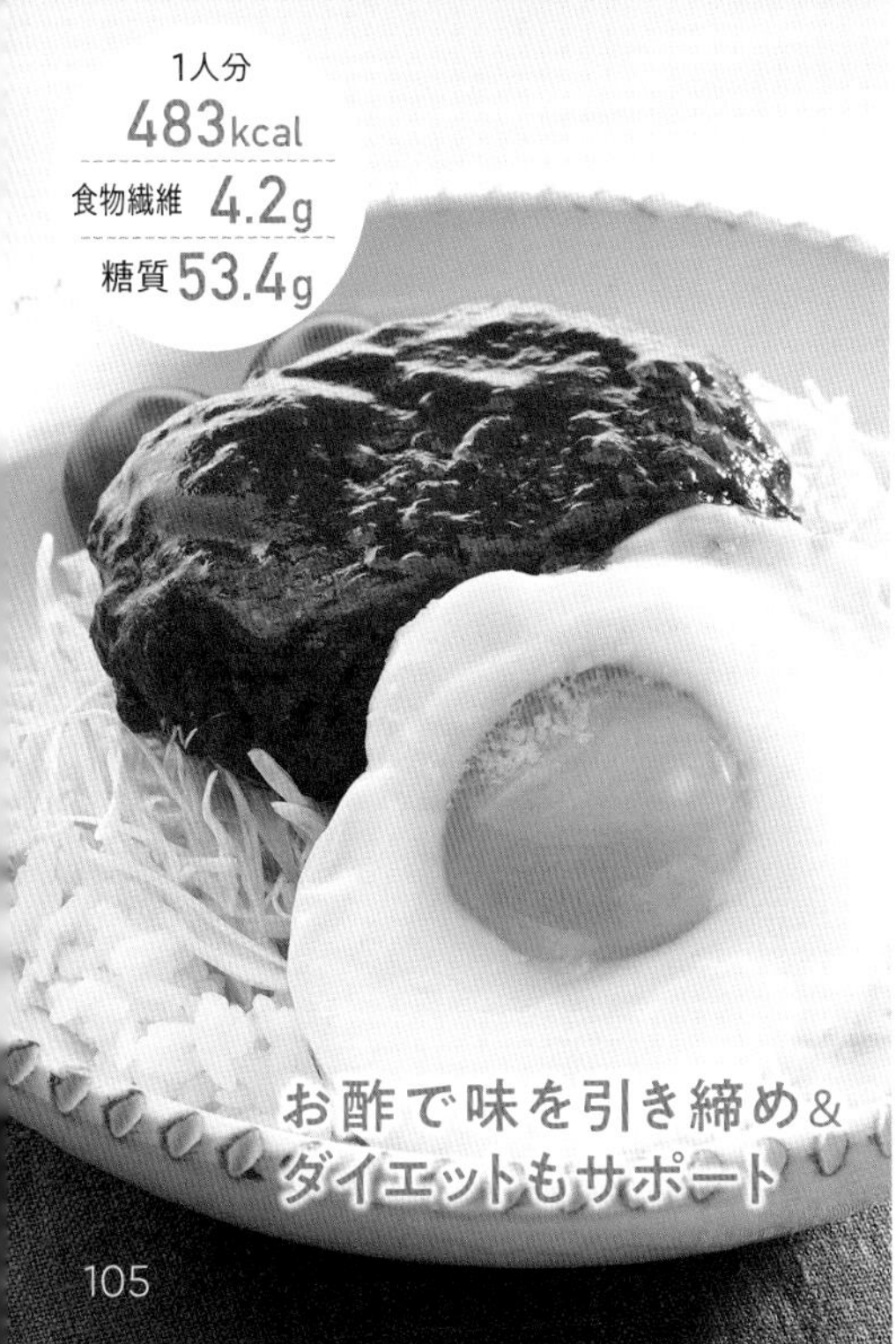
1人分
483kcal
食物繊維 4.2g
糖質 53.4g
お酢で味を引き締め&
ダイエットもサポート

ロコモコ丼

材料(1人分)

キャベツ …… 40g
ミニトマト …… 2個
卵 …… 1個
オリーブオイル …… 小さじ1
大豆ミート　ハンバーグタイプ …… **1個**
(市販品を使用、P98のハンバーグでもOK)
ご飯 …… 100g
酢 …… 小さじ1/2
こしょう …… 少々

作り方

1 キャベツは千切りにする。ミニトマトはヘタをとっておく。
2 フライパンにオリーブオイルを入れて、卵で目玉焼きを作っておく。
3 器にご飯を入れ、1とハンバーグをのせて酢とこしょうをふり、2をのせる。

アレンジ
タコライス

材料（1人分）

キーマカレー風そぼろ …… P102（全量）
レタス …… 適量
トマト …… 適量
塩 …… 少々
ご飯 …… 100g

作り方

1 レタスは千切りに、トマトは角切りにして塩をふっておく。
2 器にご飯を盛り、その上にトマト、レタス、そぼろを飾る。

POINT レタスでかさ増しすることで、少なめのご飯でも満足のいくボリュームに。食物繊維をプラスしながら、糖質がカットできます。トマトに含まれる赤い色素リコピンには抗酸化力があるので、サラダ感覚でたっぷり使うのがおすすめ。

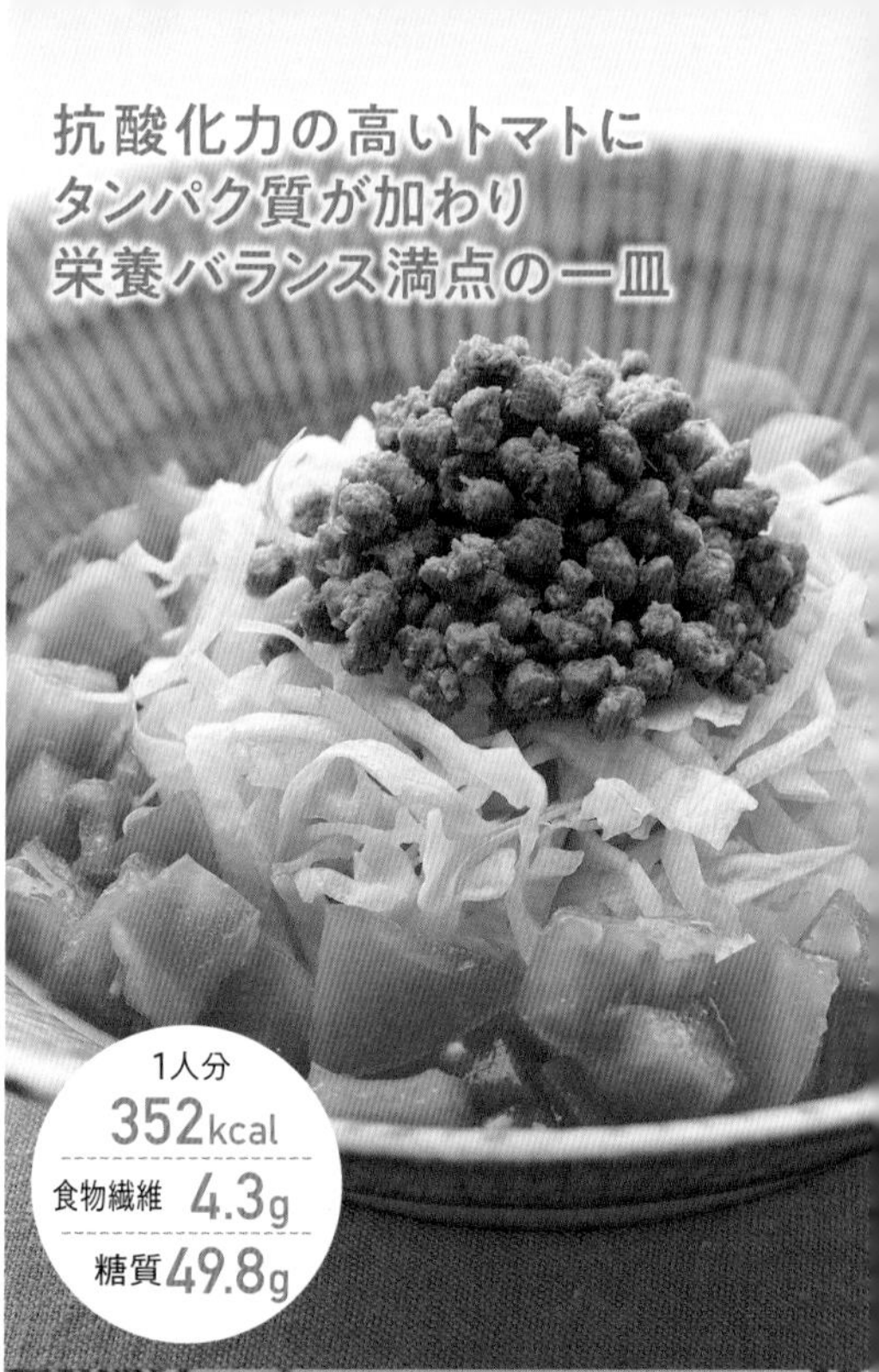

抗酸化力の高いトマトに
タンパク質が加わり
栄養バランス満点の一皿
1人分
352kcal
食物繊維 4.3g
糖質49.8g

アレンジ
ブロッコリーとアンチョビの大豆ミートパスタ

材料（1人分）

スパゲッティ（乾めん） …… 40g
えのき …… 1/2袋
Ⓐ オリーブオイル …… 大さじ1
Ⓐ にんにく（すりおろし） …… 1かけ（小さじ1、チューブの場合は2〜4cm目安）
塩、こしょう …… 適量
ブロッコリーそぼろ …… P90（全量）

作り方

1 スパゲッティを表示時間通りにゆでる。
2 フライパンにⒶを入れて、香りが立ったら、えのきを炒める。焦げそうになったら、水大さじ1（分量外）を入れながら炒める。
3 火が通ったら、ブロッコリーそぼろと1を加えて炒め合わせ、塩とこしょうで味を調える。

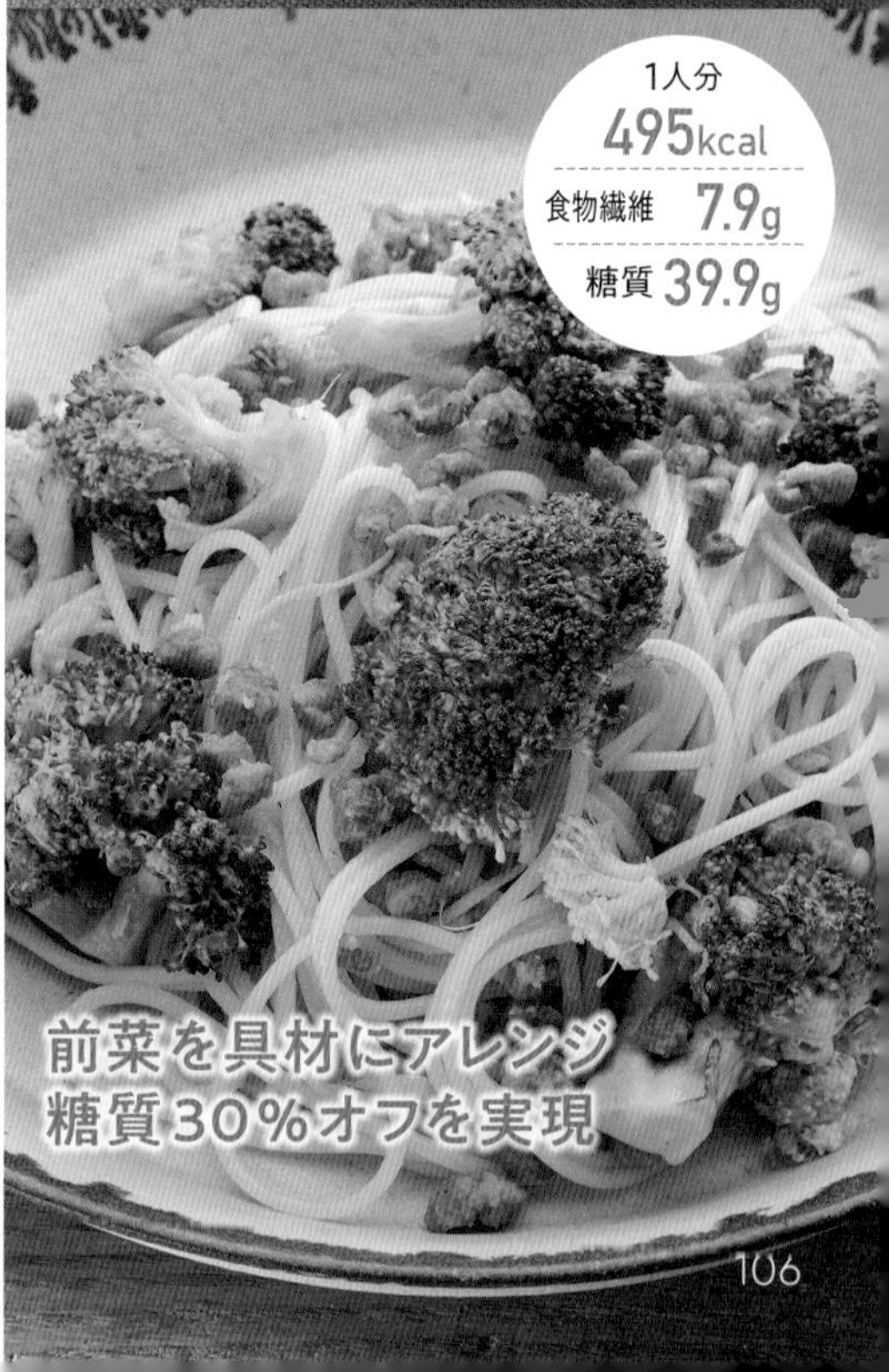

1人分
495kcal
食物繊維 7.9g
糖質 39.9g
前菜を具材にアレンジ
糖質30%オフを実現

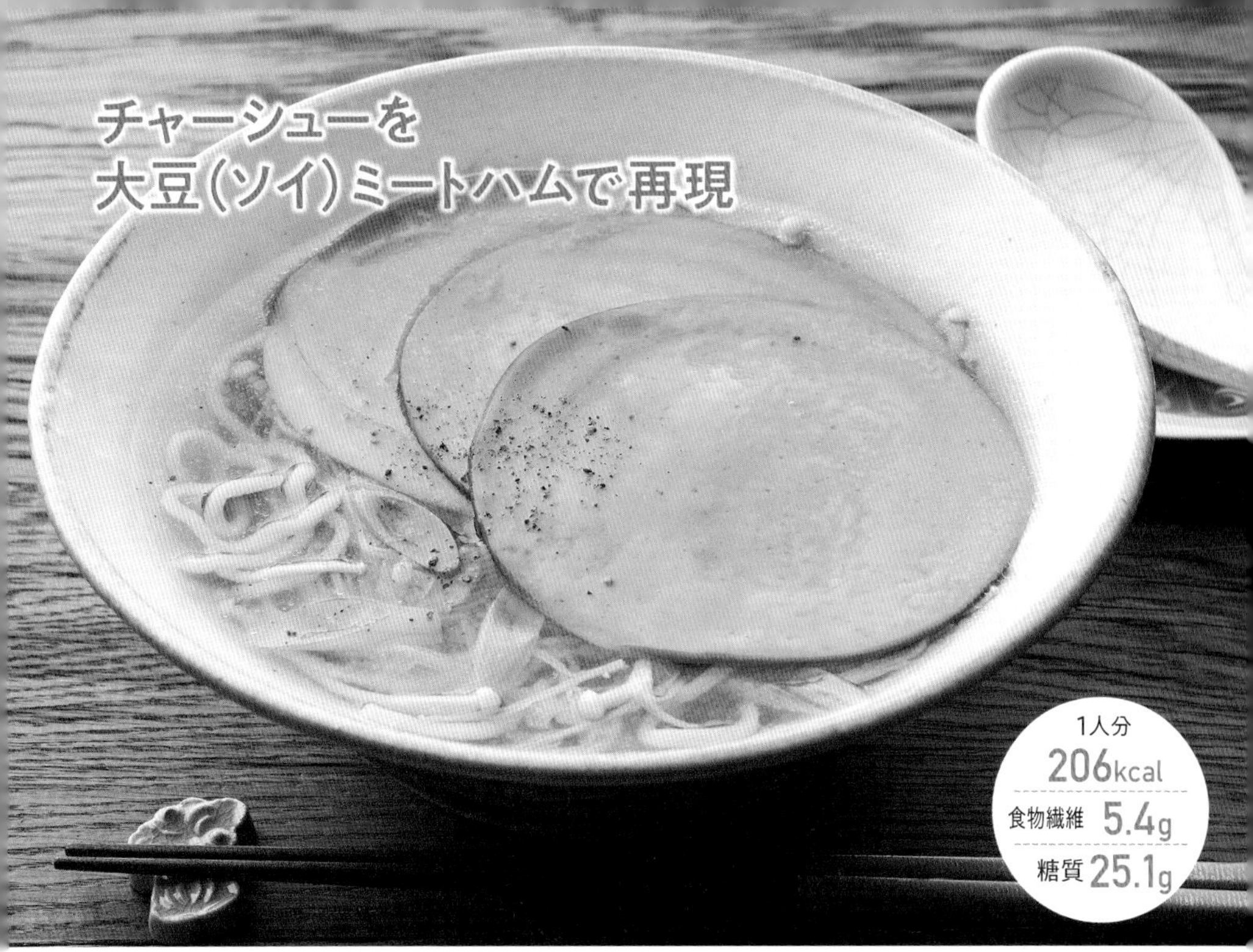
チャーシューを
大豆(ソイ)ミートハムで再現
1人分
206kcal
食物繊維 5.4g
糖質 25.1g

ソイシュー麺

材料(1人分)

大豆ミートハム …… 3枚
オリーブオイル …… 小さじ1/2弱
A
- 鶏ガラスープの素 …… 小さじ2
- 水 …… 400ml
- しょうゆ …… 小さじ2
- しょうが(みじん切り) …… 小さじ1
- にんにく(みじん切り) …… 小さじ1/2

長ねぎ …… 10cm
えのき …… 1袋
中華麺 …… 1/4人分
こしょう …… お好みで

作り方

1 長ねぎは斜め切り、えのきは石づきをとってほぐしておく。
2 大豆ミートハムはオリーブオイルをひいたフライパンで両面焼いておく。
3 鍋にAと1を入れて煮立て、途中で中華麺を加え、全体に火が通ったら器に盛り付ける。2の大豆ミートハムをのせ、お好みでこしょうをふる。

POINT

低カロリー&低糖質で食物繊維が豊富な万能ダイエット食材えのきが、中華麺風に変身。めんのかさ増しになるほか、噛み応えもアップします。えのきには糖質をエネルギーに変えるときに必要なビタミンB1も豊富なので、糖質たっぷりのめん類のかさ増しに最適。

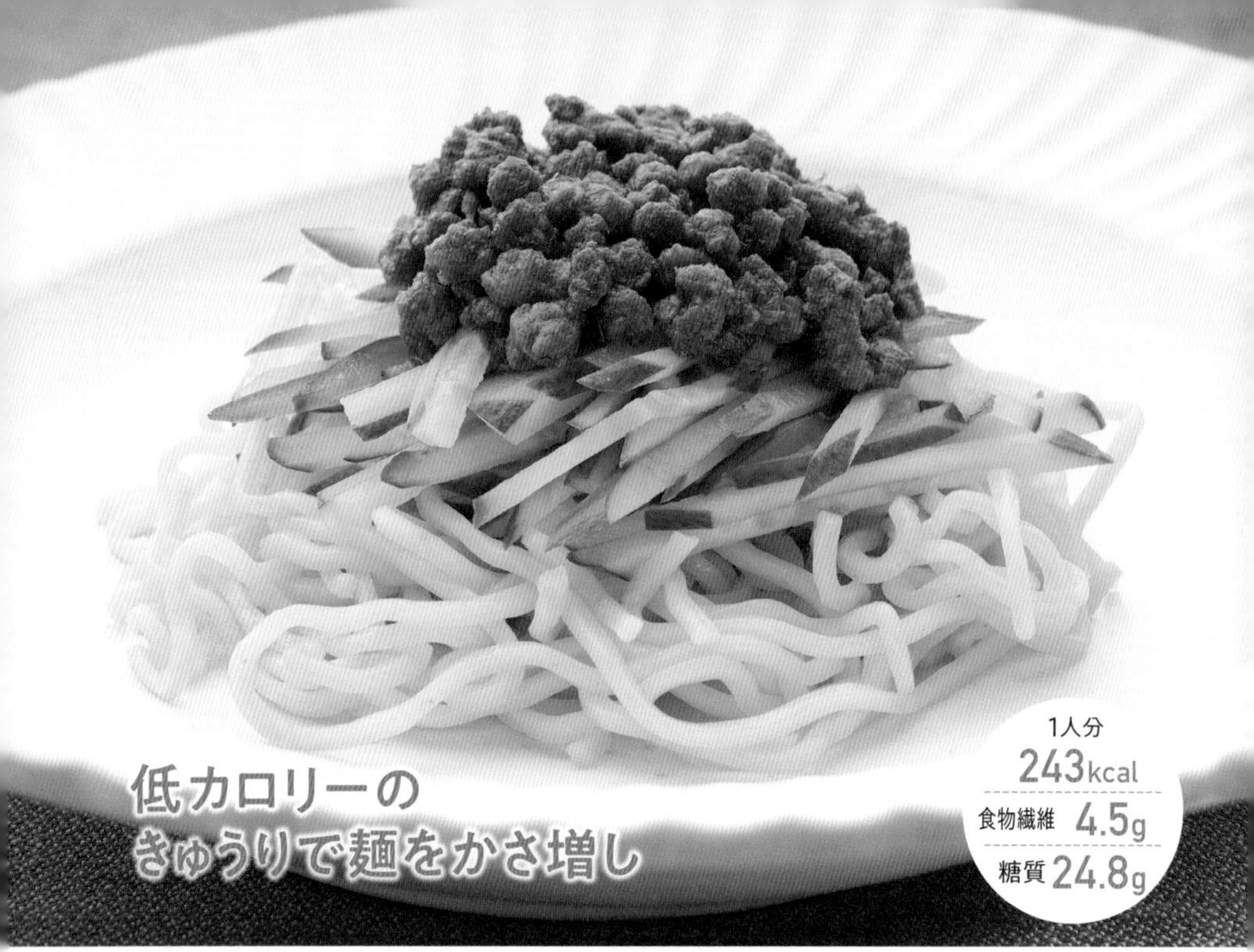
低カロリーの
きゅうりで麺をかさ増し
1人分
243kcal
食物繊維 4.5g
糖質 24.8g

ジャージャー麺

材料(1人分)

やせる大豆ミート
……(ミンチタイプ15g分)
中華麺 …… 1/4〜1/3人分
酢、ごま油 …… 各小さじ1/2
きゅうり …… 1/2本
長ねぎ …… 適量(お好みで)

Ⓐ
にんにく(すりおろし)
…… 小さじ1/2
(チューブの場合は1〜2cm目安)
ごま油 …… 小さじ1

豆板醤 …… 小さじ1弱

Ⓑ
甜麺醤 …… 小さじ1
しょうゆ …… 小さじ1
鶏ガラスープの素 …… 小さじ1/2
酒 …… 小さじ1

作り方

1 中華麺はゆでて、流水で冷やし、酢とごま油をまぶしておく。きゅうりは千切りに、長ねぎは白髪ねぎにしておく。
2 フライパンにⒶを入れて火にかけ、香りが出たら豆板醤と大豆ミートを加えて炒め合わせ、Ⓑを加えてさらに炒め合わせる。
3 中華麺ときゅうりを器に盛り付け、2をのせて、お好みで白髪ねぎをのせていただく。

POINT

ゆでた麺に、少量の酢をまぶしておくことで、血糖値の上昇を抑制。主役の肉味噌も、ひき肉が大豆ミートに変わることで脂質とカロリーが大幅にダウンできます。脂肪分解を助ける酵素を含み、カロリーが低いきゅうりでかさ増しすればダイエット中の強い味方に。

デザート

ダイエット継続のためにも、大豆ミートを使った高タンパクスイーツを罪悪感ゼロで楽しんで。

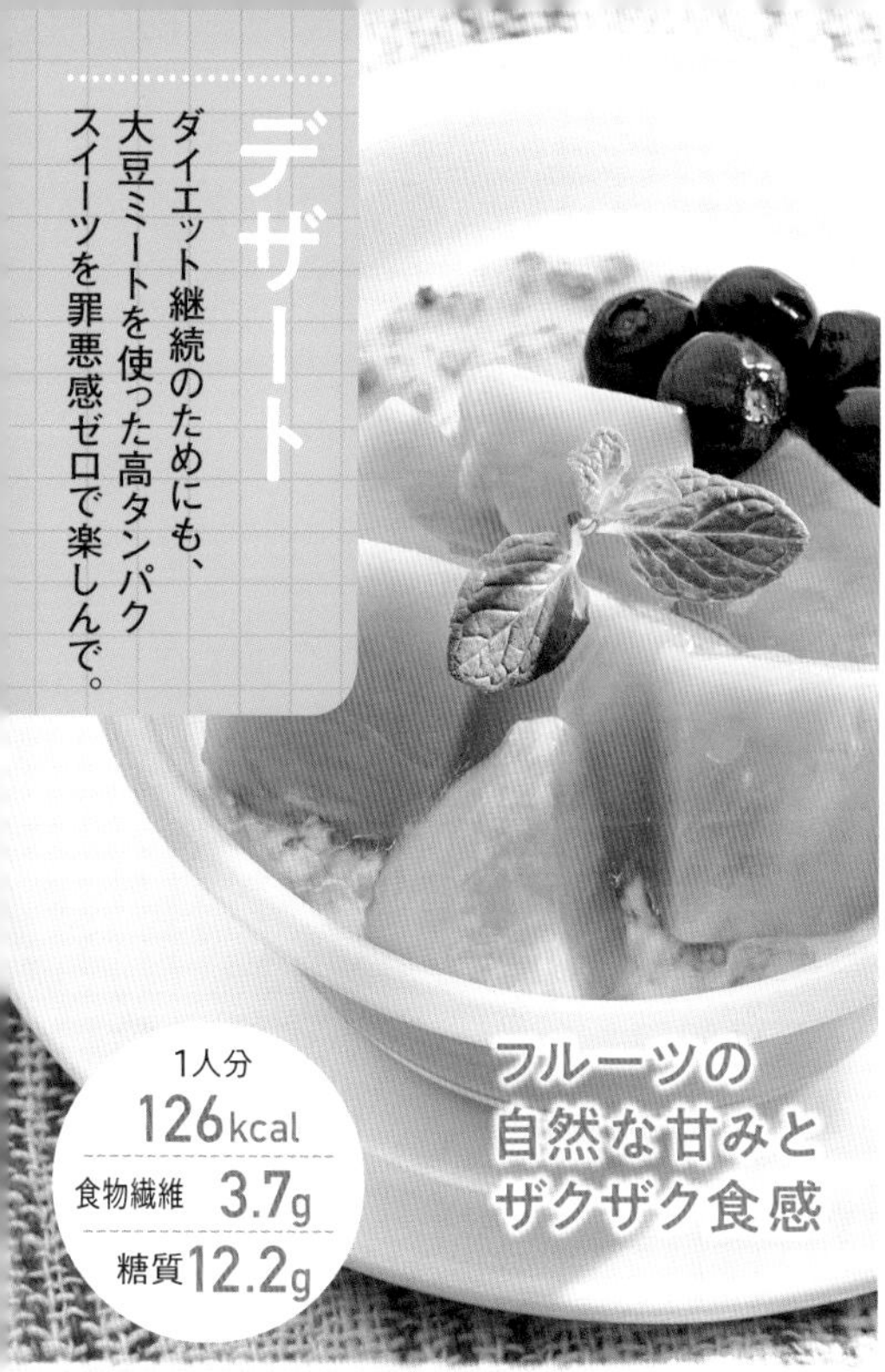

フルーツの
自然な甘みと
ザクザク食感

1人分
126kcal
食物繊維 3.7g
糖質 12.2g

大豆ミートのフルーツヨーグルトパフェ

材料（1人分）

大豆ミート（ミンチタイプ）…… 15g（乾燥）
ヨーグルト …… 大さじ2
冷凍ブルーベリー …… 6〜10粒
冷凍マンゴー（カットしたもの）…… 3〜5個
えごま油 …… 適量
ミント …… あれば

作り方

1 ブルーベリーとマンゴーは解凍しておく。
2 大豆ミート（乾燥のまま）にヨーグルトを混ぜ、1をのせてえごま油をかけ、ミントを飾る。

POINT 乾燥したカリカリの状態の大豆ミートにヨーグルトをかけて、シリアル風に。手軽にタンパク質が摂れて、朝食にも◎。

はちみつで
大豆ミートをコーティング

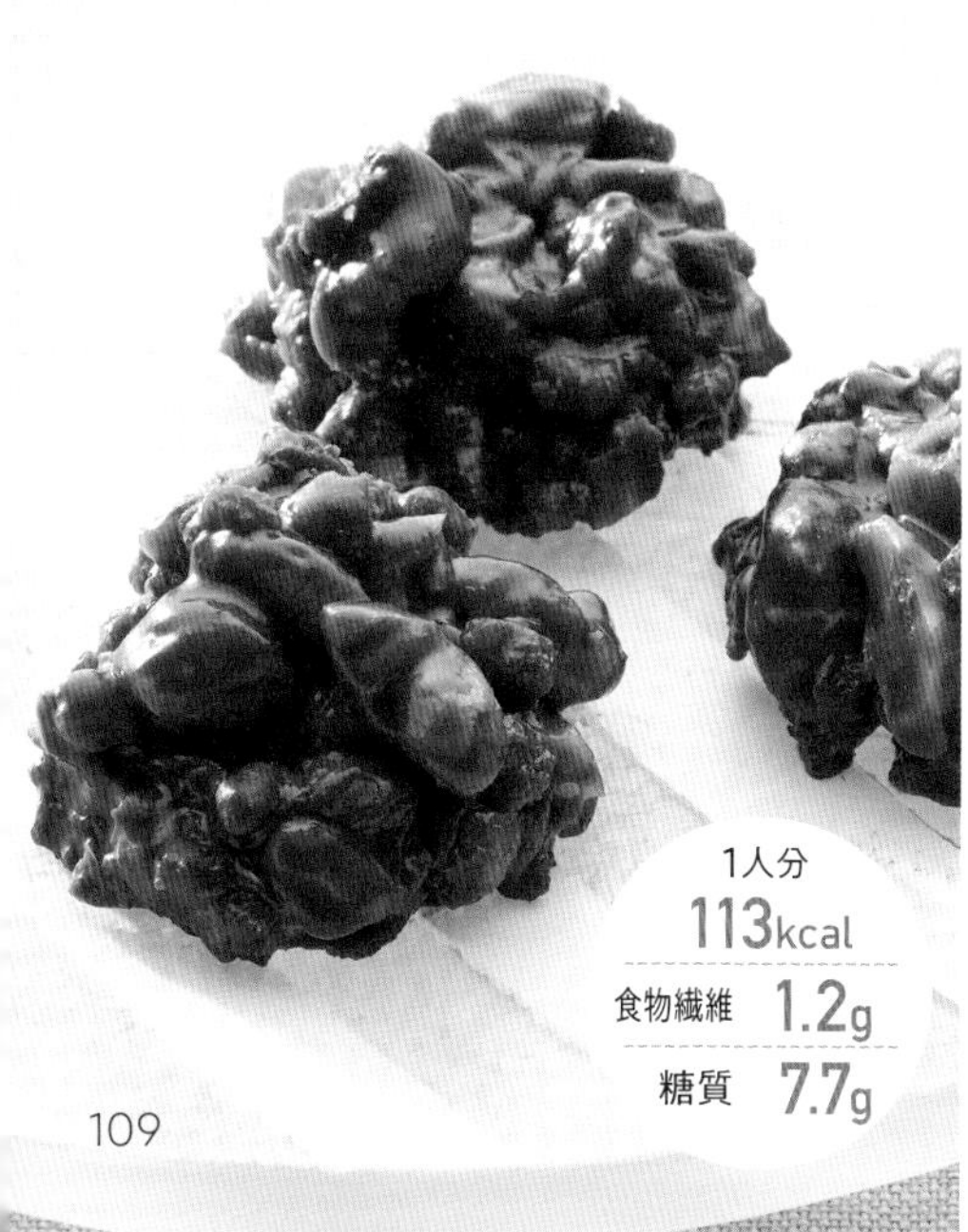

1人分
113kcal
食物繊維 1.2g
糖質 7.7g

大豆ミートくるみチョコ

材料（2人分）

大豆ミート（ミンチタイプ）
…… 大さじ1（乾燥）
はちみつ …… 少々
板チョコ …… 1/2枚
くるみ …… 10g（4〜5粒）

作り方

1 耐熱容器に大豆ミートを入れて、水50ml（分量外）を加え、600wの電子レンジで2分加熱する。大豆ミートを湯切りしてから、ざっと洗って水けを切り、はちみつをかけておく。
2 チョコは粗く砕いて耐熱容器に入れて、600wの電子レンジで40〜50秒加熱する。温かいうちに1と大きめに刻んだくるみを混ぜ合わせ、一口大にまとめて冷蔵庫で固まるまで冷やす。

が続々登場!

種類も豊富になり、スーパーなどでの取り扱いも増えている大豆ミート。お気に入りを見つけてください。

レシピで使用したのはこちら

好みの味付けで楽しめる大豆ミート。料理に合わせて形状を選びましょう。
乾燥タイプは小分け使いができて、長期保存にも便利です。

**ダイズラボ
大豆のお肉 ミンチ**

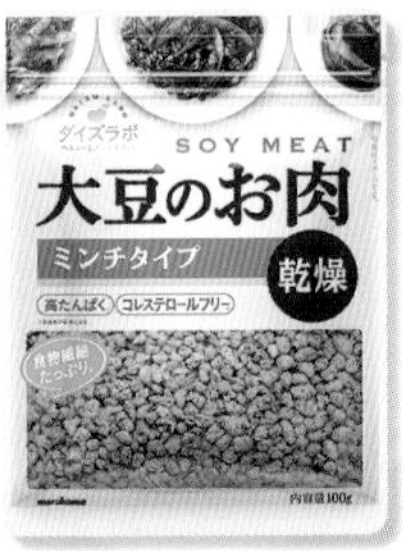

見た目も食感もひき肉とそっくりのミンチタイプは、アレンジも自由自在。100g オープン価格／マルコメ

**ダイズラボ
大豆のお肉 フィレ**

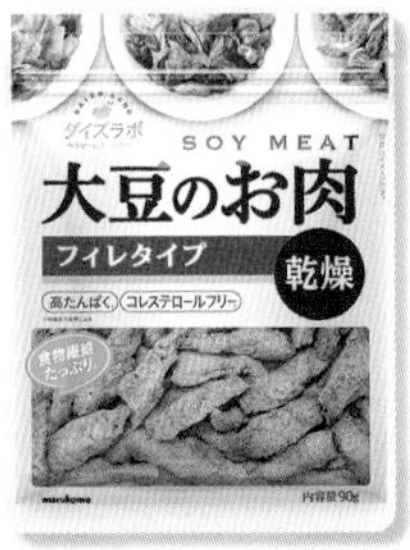

ひれ肉のようなやわらかい食感が楽しめるフィレタイプは炒め物にも最適。90g オープン価格／マルコメ

**ダイズラボ
大豆のお肉 ブロック**

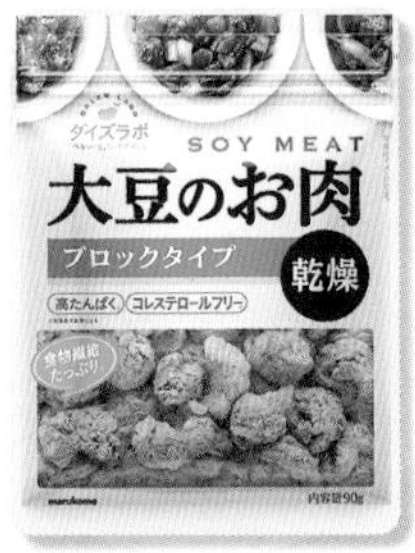

ゴロっとした形状で、弾力のある歯ごたえが特長のブロックタイプ。90g オープン価格／マルコメ

**ゼロミート
デミグラスタイプ
ハンバーグ**

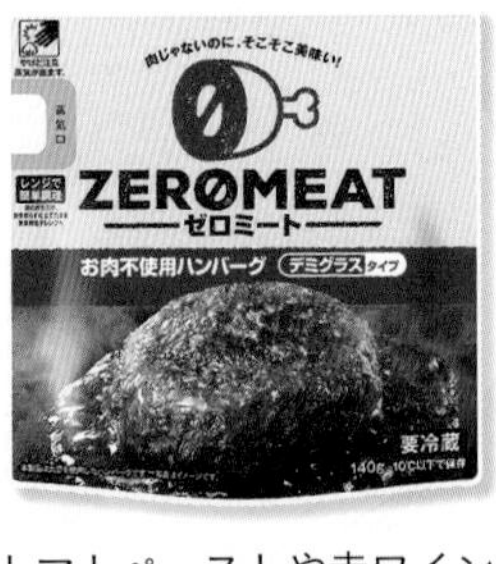

トマトペーストや赤ワインを使って本格的なデミグラスソース風味に仕上げた。140g ￥298（税別）／大塚食品

**ゼロミート
ソーセージタイプ**

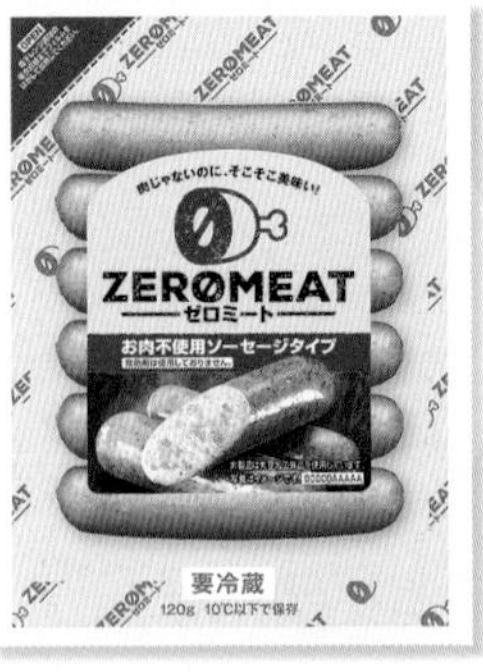

燻製によるおいしい香りと、お肉のような食感を楽しめる。120ｇ ￥398（税別）／大塚食品

**ゼロミート
ハムタイプ**

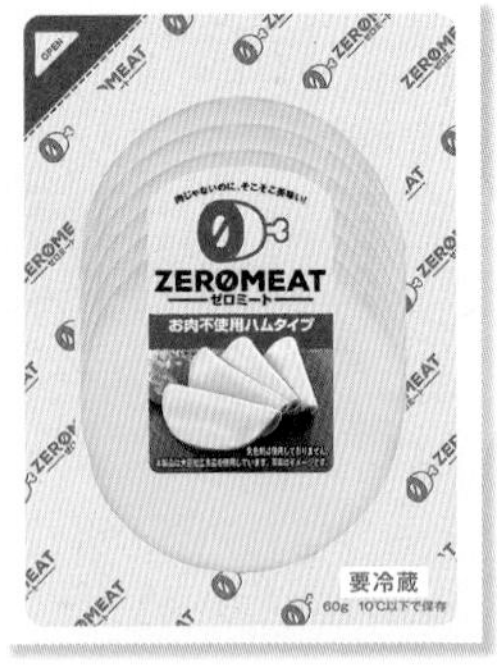

そのままはもちろん、軽く焼いても風味がアップする。6枚入り ￥298（税別）／大塚食品

大豆ミートを使った商品

ナチュミート お肉を使用しない キーマカレー

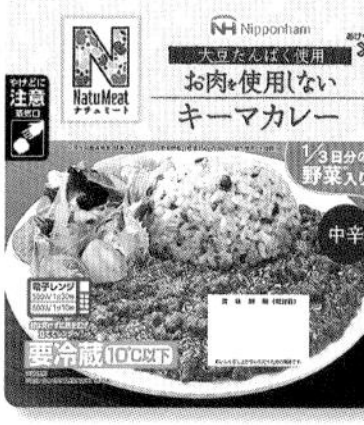

本格的なスパイスの香りが食欲をそそる中辛味。150g
￥320（税別）／日本ハム

ナチュミート お肉を使用しない ミートボールタイプ

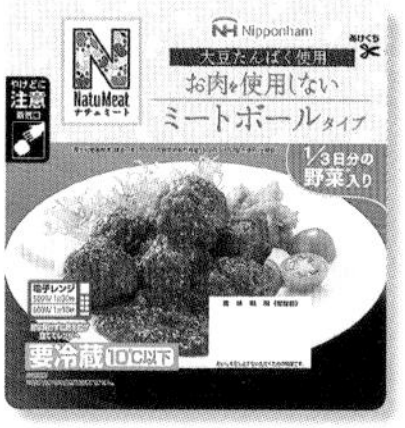

お肉感覚で食べながら、1/3日分の野菜も摂れる。150g
￥320（税別）／日本ハム

ナチュミート お肉を使用しない ハムタイプ

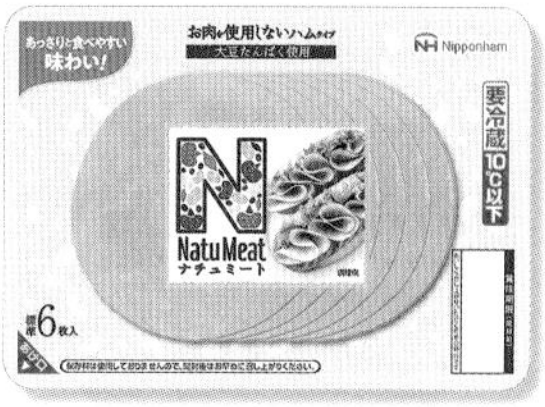

サンドイッチなどに合う、あっさりとした味わい。60g
￥217（税別）／日本ハム

まるでお肉！ 大豆ミートのハムカツ

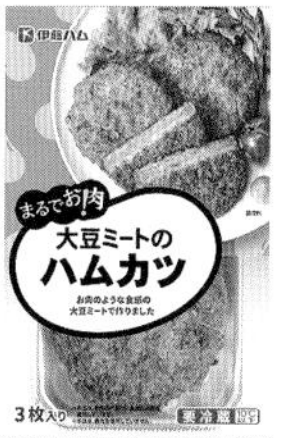

食べごたえのあるハムにパン粉をつけて揚げた。180g
￥400（税別）／伊藤ハム

まるでお肉！ 大豆ミートのからあげ

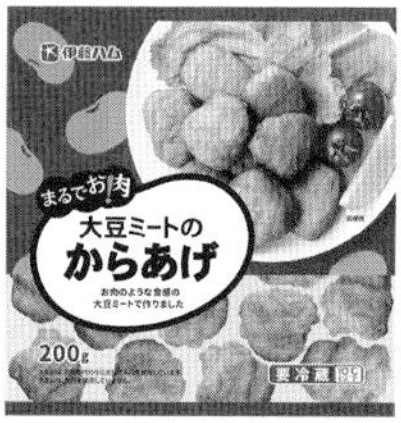

にんにくとしょうがの風味で、お弁当にもぴったり。200g
￥400（税別）／伊藤ハム

まるでお肉！ 大豆ミートのソーセージ

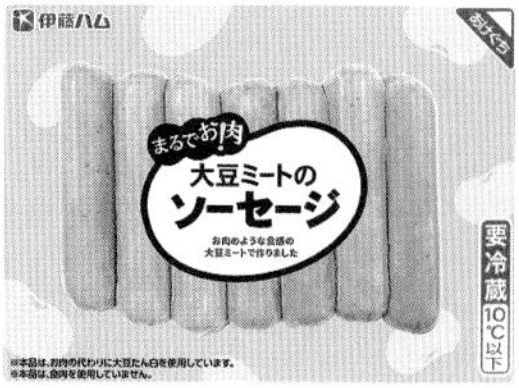

電子レンジ調理も可能で、ジューシーな味わい。140g
￥300（税別）／伊藤ハム

大豆ライフ 大豆のお肉を使ったタコスミート

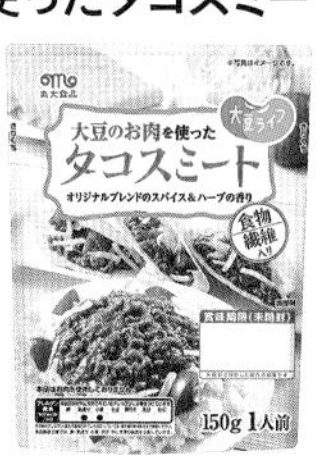

ハーブとスパイスの香りと完熟トマトの程よい酸味。150g
￥220（税別）／丸大食品

大豆ライフ 大豆のお肉を使ったジャージャー麺の素

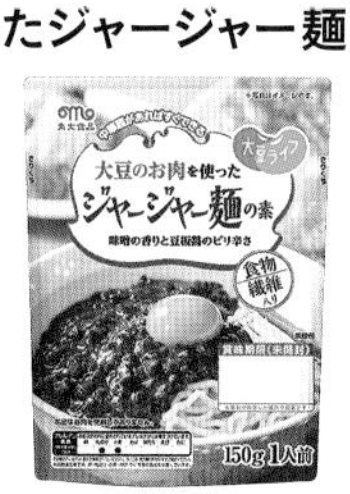

味噌の香りと豆板醤の辛さがマッチした本場の味。150g
￥220（税別）／丸大食品

大豆ライフ 大豆のお肉を使った汁なし担々麺の素

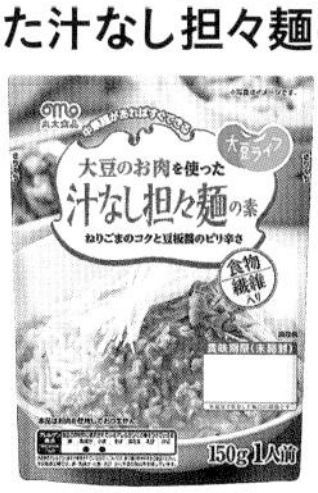

ねりごまのコクと豆板醤のピリ辛風味が絶妙な味。150g
￥220（税別）／丸大食品

column

ダイエット&健康の強い味方 食物繊維を正しく摂ろう!

食物繊維には、水溶性食物繊維と不溶性食物繊維があります。**水溶性食物繊維は、大麦やオクラ**などに、**不溶性食物繊維は、玄米や豆類**に多く、キウイフルーツ、ごぼう、にんじんなどには水溶性・不溶性ともに豊富に含まれています。

大豆ミートは主原料が大豆で、100g中（水戻し4倍後）に1.5gの水溶性食物繊維と3gの不溶性食物繊維を含んでいます。水溶性と不溶性の割合が1：2となっており、これは**慢性便秘症の人にとってもっとも排便に役立つ食物繊維の摂取バランス**です。ただし、これまで食物繊維を摂っていなかった人が、いきなり不溶性食物繊維を多く摂るとお腹が張ってしまうこともあります。よく噛んで食べることを心がけてください。

今回のレシピで紹介した「前菜」には、水溶性食物繊維を多く含む食材がたっぷり含まれているので、**食後の血糖値の急上昇や脂質の過剰な吸収を抑える**ことに役立ちます。「メインのおかず」の豚キムチ風は、発酵食品も同時に摂れるので、腸活にもピッタリのレシピですよ。

ダイエットはもちろんですが、健康面でも食物繊維のパワーは大注目。国立がん研究センターの調査では、**食物繊維の摂取量が多いほど、死亡リスクが下がる**ことがわかっています。また、食物繊維の摂取源ごとに調べると、野菜類・豆類・果物類からの食物繊維は、摂取量が多い人では死亡リスクが低下していましたが、穀類の食物繊維ではその傾向が明らかではありませんでした。大豆ミートで食物繊維を摂取して、ダイエットも健康も手に入れましょう。

第4章

老化やコワい病気も招く!?

知っておきたい肉食のリスク

お肉の食べ過ぎや肥満によって、
体内では“炎症”が起こります。
老化や病気の原因になり、
私たちの体をむしばむ炎症を
正しい知識で予防しましょう。

お肉ばかり食べていると免疫細胞が暴走を始める⁉

ここまで、大豆ミートの魅力について紹介してきました。肉好きのあなたにとって、大豆ミートという食材はダイエットの救世主となってくれることでしょう。体重減少やメタボ解消だけでも十分喜ばしいことですが、**大豆ミートはお肉の食べ過ぎで高まる可能性がある病気のリスクを回避するのにも大いに役立ちます。**

お肉がすべてダメということではありませんが、食べ過ぎるといろいろな弊害が出ることを示すエビデンスは決して少なくないのです。肉食過多により病気のリスクが高まる要因として、とくに注目されているのが「脂質のバランスの乱れ」です。

脂質の主要な構成要素である脂肪酸（117ページの図を参照）は、私たちが健康に生きていくために欠かせない栄養素です。そして、脂肪酸には体内で合成できるものとできないものがあり、後者を必須脂肪酸といいます。必須脂肪酸は食事で摂る必要があるのですが、オメガ3系脂肪酸であるEPA（エイコサペンタエン酸）とオメガ6系脂肪酸であるAA（アラキドン酸）の比率は、私たちの健康状態を左右します。そのバランスが崩れると、体内で炎症（慢性的になると老化や病気につながるもの）が起こりやすくなるのです。

EPAは、魚に多く含まれている脂質です。また、エゴマ油やアマニ油などに含まれるオメガ3系脂肪酸のαリノレン酸も、その一部が体内でEPAに変換されます。体にいい油としてサプリメントにもなっているので、ご存じの方も多いのではないでしょうか。一方の**AAは、豚肉や鶏肉、牛肉などに含まれるほか、植物油に含まれるリノール酸も体内でAAに変化**します。

お肉ばかり食べていると何が起こるかというと、**体内の脂質のバランスがEPAに比してAA過剰になり、さまざまな悪影響が出る**のです。

例えば、私たちの体を守る免疫に大きく関わっているのが、マクロファージと呼ばれる免疫細胞なのですが、マクロファージを覆う膜は油でできています。いくらを思い浮かべてみてください。いくらの外側に薄い膜がありますよね。マクロファージも同じような膜で包まれていて、その主成分はタンパク質と油（EPAやAAなど）です。そして、マクロファージの膜の脂質のバランスは、その免疫細胞としての働き方に大きく影響するのです。

マクロファージは免疫の司令塔の役割を担っていて、病原菌や傷ついた細胞などを発見するとすぐさま攻撃します。EPAとAAのバランスがとれているときは適切に反応するのですが、**EPAが少なくAAが多いときには過剰に反応して、免疫が暴走する**ことに……。そうすると、正常な物質や細胞にも攻撃を加えるようになります。そうした**免疫の暴走が炎症を引き起こすことで、アトピー性皮膚炎や花粉症などのアレルギー性炎症を悪化させてしまう**のです。

また、**EPAとAAの比率は動脈硬化にも関係します。**動脈硬化は、血管壁に起こる炎症によって進行します。血管壁には、炎症によって小籠包のような薄皮で包まれたジュクジュクして傷つきやすいコブ状のプラークができます。EPAに比べてAAの比率が高いと、プラークは炎症が続いていつ破れるかわからない危険な状態のままなのですが、**AAに対してEPAの比率が高くなると炎症が治まります。**すると、プラークを覆う皮は肉まんのように厚くなり、傷つきにくくなって血管事故のリスクが低下するのです。

慢性炎症は、さまざまな疾患と関わりが深く、加齢とともに増加するがんやアルツ

さまざまな脂肪酸と炎症の関係

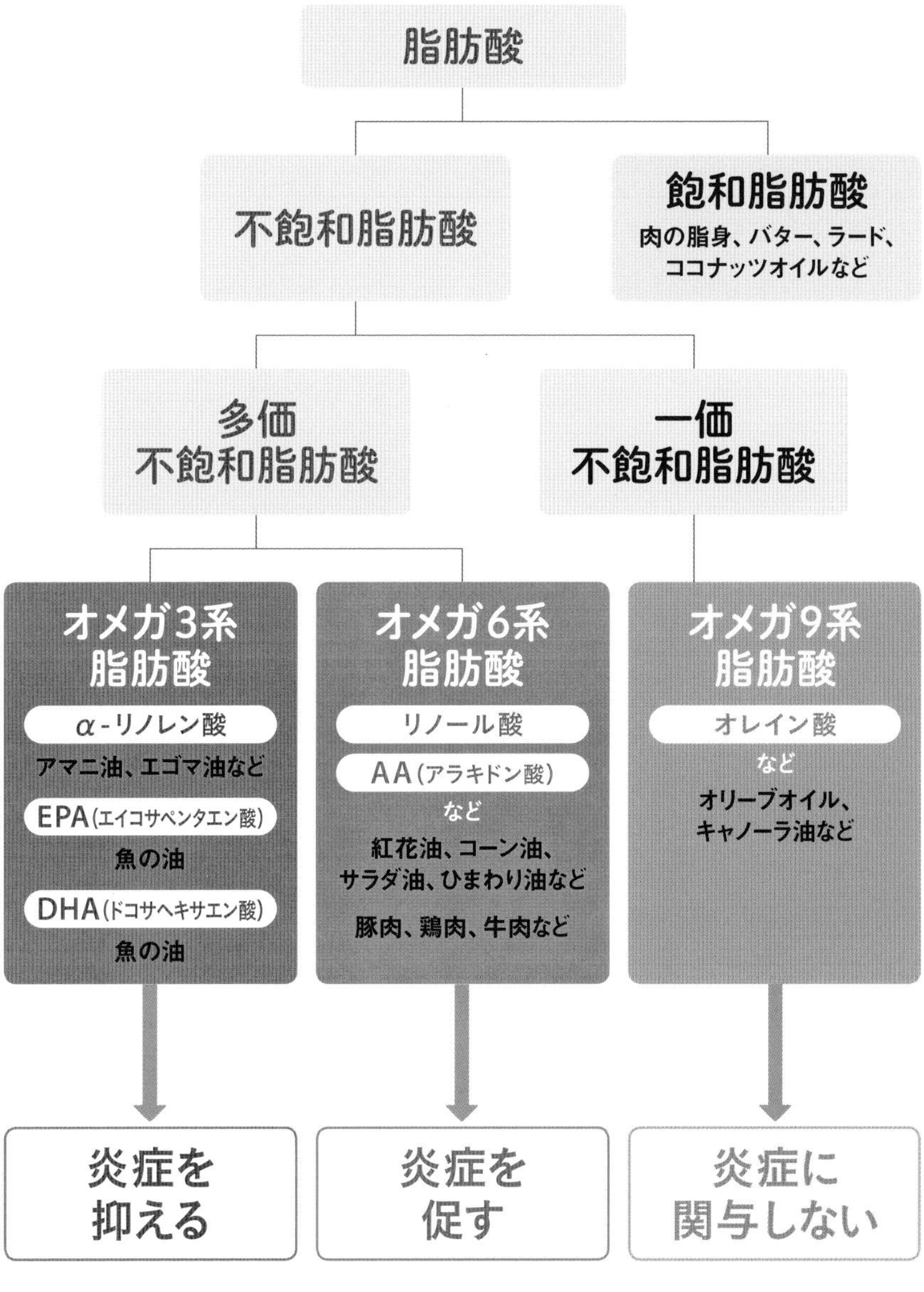

脂肪酸
不飽和脂肪酸
飽和脂肪酸
肉の脂身、バター、ラード、ココナッツオイルなど
多価不飽和脂肪酸
一価不飽和脂肪酸
オメガ3系脂肪酸
α-リノレン酸
アマニ油、エゴマ油など
EPA(エイコサペンタエン酸)
魚の油
DHA(ドコサヘキサエン酸)
魚の油
オメガ6系脂肪酸
リノール酸
AA(アラキドン酸)
など
紅花油、コーン油、サラダ油、ひまわり油など
豚肉、鶏肉、牛肉など
オメガ9系脂肪酸
オレイン酸
など
オリーブオイル、キャノーラ油など
炎症を抑える
炎症を促す
炎症に関与しない

ハイマー病にも関与しています。アトピー性皮膚炎は皮膚の慢性炎症ですし、気管支ぜんそくはのどの炎症、花粉症は花粉という異物が原因で鼻やのど、目の粘膜などに起こる炎症です。

また、慢性炎症は寿命にも関わっています。慶應義塾大学医学部・百寿総合研究センターが、百寿者（100歳以上の高齢者）684人を含む1554人を対象に、最長で10年間の追跡調査を行った結果、**慢性炎症の程度は加齢に伴って徐々に上がること、同じ年代のなかで慢性炎症の程度が低い人のほうが元気で長生き**ということが明らかになりました。

こうした細胞レベルで起こっている慢性炎症のメカニズムは、徐々に明らかになってきており、専門家の間では、**EPAは炎症を抑える油、AAは炎症を促す油**として、摂取バランスに気をつけたほうがいいことが常識となっています。

つまり、健康のために青魚などがすすめられるのは、慢性炎症を抑えるEPAの摂取量を増やすため。逆に肉食過多がよくないと指摘されるのは、AAの過剰摂取による慢性炎症のリスクを心配してのことなのです。

「酸化」や「糖化」がもたらす慢性炎症が全身をむしばむ

これまで、病気や老化の原因として取り上げられてきたのが「酸化」や「糖化」という言葉です。実は、慢性炎症は酸化や糖化とも深い関係があります。

まずは「酸化」と「糖化」について簡単に説明しましょう。酸化とは物質が酸素と結合するときに起こる化学反応のこと。ピカピカの釘を放っておくとさびるのは、空気中の酸素と釘の鉄が反応を起こしたから。このさびつきが、酸化です。**酸化は私たちの体内でも起こっていて、酸化している場所では慢性炎症が発生します。**

糖化もメカニズムは似ています。ホットケーキを焼くと、生地がクリーム色から茶色へと変化し、さらに焼き続けると黒くこげてしまいますが、このこげつきが糖化です。**血液中の余分な糖質が、体内でタンパク質と結合して「AGEs（終末糖化産物）」という老化物質になり、シミやしわ、骨粗しょう症の原因になる**のです。

この糖化も、慢性炎症と大きく関係しています。
「酸化」も「糖化」も慢性炎症のきっかけとなり、慢性炎症はこれらを悪化させる要因になるのです。この悪循環をどこかで断ち切らないと、それが延々と続きます。

慢性炎症がこわいのは、自覚症状がほとんどないため、気がつかないうちにジワジワと進行する点です。さらに、慢性炎症が続くと、炎症がさらなる炎症を招く負のループに陥ります。例えば、歯周病（歯ぐきの炎症）があると糖尿病が悪化しやすく、糖尿病を患っているとがんや認知症のリスクが高まります。

慢性炎症は加齢とともに進行しますが、そのほかにも肥満や運動不足によってひどくなったり、体内の脂質バランスの崩れで起こったりすることがわかっています。ポッコリお腹のメタボリックシンドロームでは、内臓に溜まった脂肪が引き金となって慢性炎症が引き起こされます。

つまり、**慢性炎症を抑えるためには、肉食過多な食生活を改め、内臓脂肪蓄積の原因となる糖質を控え、摂取カロリーを減らす食生活が大切。**大豆ミートダイエットなら、これらの条件をすべてクリアできます。

慢性炎症の改善には、大豆ミートダイエットが最適

ＥＰＡが動脈硬化予防にいいと言われ、健康長寿のために摂取をすすめられるのは、体内のＥＰＡとＡＡの比率の改善に役立つからです。

脂質のバランスではＥＰＡなどオメガ3系脂肪酸の摂取不足が指摘されがちですが、**飽食の時代である近年では、むしろＡＡの過剰摂取が大きな問題**となっています。

その要因として、豚肉や鶏肉などＡＡを多く含む肉の食べ過ぎもありますが、調理時に使われる植物油のほとんどがオメガ6系脂肪酸を多く含むことも挙げられます。

オメガ6系脂肪酸が多いコーン油や紅花油などの調理油は値段が手頃で使いやすいため、揚げ物や炒め物などで使われたり、スナック菓子やパン、洋菓子などの加工食品でも多用されています。これらの食品をよく口にしている人は、体内のＡＡが過剰になって慢性炎症が促されている可能性が高いのです。

注意すべきは、糖分だけではありません。**ダイエットや健康長寿のためには、そ**

の食品にどんな脂質が含まれているかにも、意識を向けるようにしましょう。

大豆ミートダイエットを実践すると、鶏肉や豚肉に含まれるＡＡの摂取量が減るため、ＥＰＡとＡＡの比率の改善に役立ちます。また、加工肉に含まれる酸化コレステロールから身を守ることにもなります。

さらに、脂質が少ない**大豆ミートだからこそ、調理の過程で使用する油の種類を工夫すれば、より理想的な脂質のバランスに近づけることも可能**です。

例えば、付け合わせのサラダにオメガ3系脂肪酸のアマニ油やエゴマ油を使えば、オメガ3系脂肪酸の摂取量が増え、ＥＰＡ／ＡＡ比のバランスがよくなります。ただし、アマニ油やエゴマ油は酸化しやすいので、加熱調理には使用せず、そのまま摂るのがポイントです。

そして、調理油をオリーブオイルにすれば、ＡＡの摂取量をぐっと減らせます。オリーブオイルは炎症に関与しないオメガ9系脂肪酸を多く含むのです（117ページの図を参照）。さらに、抗酸化作用のあるポリフェノールも多いので、酸化による炎症を予防できます。**炒め物や揚げ物で使用する油をオリーブオイルに変えるだけで、摂取するＡＡが減り、慢性炎症の改善につながる**のです。

内臓脂肪が減れば炎症も鎮まり、ホルモンバランスも正常に

肥満とは、体内に限界まで脂肪をためこんだ脂肪細胞が増えた状態です。ポッコリと出たお腹の内側には、パンパンに膨らんだ脂肪細胞がつまっているのです。

通常の脂肪細胞は直径が数10～１００μｍ程度です。飢餓状態では細胞内の脂肪が減るので小さくなりますが、肥満になるとより多くの脂肪を溜め込んで、１００倍近い大きさにまでなります。すでにある脂肪細胞に、それ以上の脂肪を溜め込むことができなくなると、今度は新しい脂肪細胞がつくられて、次第に増えていきます。

最近、**このパンパンに膨れた脂肪細胞から、全身の臓器に働きかける物質が分泌されている**ことがわかりました。これらの物質が正常に分泌されていれば健康な状態を保てるのですが、脂肪細胞が増えるとそのバランスが崩れて高血圧、高血糖、脂質異常症などを引き起こし、脳卒中や心筋梗塞のリスクとなるメタボリックシンド

ロームに陥ってしまいます。

特に、**内臓脂肪がたくさんついている人の脂肪細胞からは炎症を促す物質が多く分泌され、炎症を抑制する物質の分泌量は減少する**ことがわかっています。つまり、**太っていることが慢性炎症を促し、高血圧、高血糖、中性脂肪やコレステロールの異常を招き、動脈硬化を進行させる危険性を高める**のです。

太っている人やこれらの数値が高い人は、体内の慢性炎症が進んでいると考えられます。慢性炎症は免疫の暴走や炎症の悪化も招くので、アトピー性皮膚炎や花粉症に悩まされている人も慢性炎症を抑えることが症状の軽減に役立つでしょう。

肥満とは関係ありませんが、歯磨きをしたときに歯ぐきから出血するのは歯周病のサインで、これも慢性炎症のひとつです。厚生労働省の調査によると、30~50代の約8割、60代は約9割に歯周病があるので、30代を超えると誰しも慢性炎症が生じているといってもいいでしょう。

加齢による慢性炎症を避けることは難しいですが、ダイエットで内臓脂肪を減らすことはできます。**内臓脂肪は比較的落としやすい脂肪なので、食事内容を見直すだけでストンと落ちていきます。**内臓脂肪が減れば、炎症を促す物資の分泌も減っていきます。

特に、大豆ミートダイエットのステップ2を実践すれば、やせる（内臓脂肪が減る）だけでなく、体内の糖化の原因である糖質の過剰摂取も避けることになるため、「糖化」と「炎症」の両方を予防・改善することができて一石二鳥です。

また、**内臓脂肪が減ると食欲コントロールが正常になり、暴飲暴食することもなくなります。**なぜなら、内臓脂肪の量と食欲には大きな関係があるからです。実は、食欲をコントロールしているホルモンは内臓脂肪から分泌されていて、太るとそれがうまく作用しなくなり、食べても食べても満足できない、過剰な食欲を招くのです。太ることでホルモンバランスが崩れ、食欲コントロールがうまくできなくなる。それによって、さらに食べ過ぎてしまって太り、太るほどにやせにくくなるという悪循環に陥ってしまいます。

毎日の食事に大豆ミートを取り入れて内臓脂肪を減らせば、ホルモンバランスが正常に戻ります。そうすれば、**異常に食べ過ぎることがなくなり、代謝がスムーズになってやせやすい体が手に入ります。**

いますぐ大豆ミートダイエットを実践して負のスパイラルを断ち切りましょう。

おわりに

私が15kgの減量に成功した30代の頃、まだ「糖質制限」という言葉は知られていませんでした。しかし、当時食べ過ぎていた炭水化物、ないしは糖質を制限することで面白いように体重を減らすことに成功したのです。

そうして迎えた40代、さらに下腹部の脂肪を削って20歳の頃のようなスタイルに戻ってみようと思い立ち、厳しい糖質制限を行ったことがありました。その結果、ついに身長173cmにして体重62kgに。そこで、「さあどれだけ若返った？」とわくわくして鏡の前に立ったのです。

ところが、鏡に映った自分を見て愕然としました。なんと、私の体は若返るどころか、〝やせこけた老人〟のように貧弱になってしまっていたのです。原因は、厳しすぎた糖質制限に伴うエネルギー不足と、タンパク質の欠乏にありました。

そこで、糖質制限をゆるやかなものに戻し、筋肉の材料となるタンパク質をしっかり摂取することにしたのです。このとき、食生活の改善に大活躍した食材が大豆でした。私は、大豆のおかげでダイエットに成功したと言っても過言ではないのです。

初めは納豆をおかずにしたり、間食がわりに1日数パック食べたりしました。それなりに効果はあったのですが、すこし問題がありました。納豆の〝キャラ〟が濃すぎて、他の食材とあわせるとすべてが納豆になってしまうのです。何かいい食材がないかと探していたとき、ある食のイベントで蒸し大豆と出会いました。蒸し大豆は癖がなく、大豆の栄養素をそのまま含んでいます。他の食材との相性もバッチリで、まさに食の名脇役でした。こうして私は50代にして若々しい体を手にすることができたのです。

そしてこの度、食の名脇役だった大豆が、大豆ミートに姿を変えて〝おかずの主役〟となったのです！　大豆ミートは、肉料理に姿を変えることで、従来の肉食中心の食生活で懸念される健康への悪影響を払拭します。さらに、糖質制限とともにカロリー制限を楽しく継続するための食生活をも可能にしてくれます。

私も大豆ミートを用いた食事を中心に、これからも若々しく健康的な体を維持していきたいと思います。本書が食をガマンすることなく、健康的にやせたいと願っている皆さまの一助となることを願っています。

池谷医院　院長　池谷敏郎

お腹いっぱい食べて内臓脂肪を落とす

大豆ミートダイエット

発行日　2020年 8 月29日　第 1 刷
発行日　2021年 9 月10日　第 2 刷

著者　池谷敏郎

本書プロジェクトチーム
編集統括　柿内尚文
編集担当　池田剛
編集協力　出雲安見子、大政智子
制作協力　小川貴人（ホリプロ）
デザイン　河南祐介、五味聡、塚本望未（FANTAGRAPH）
料理制作　岸村康代
調理アシスタント　宮地由子、佐野真由子
栄養計算　松岡里和
スタイリスト　細井美波
撮影協力　UTUWA
料理撮影　安田裕
人物撮影　森モーリー鷹博
ヘアメイク　須藤鈴加
校正　澤近朋子

営業統括　丸山敏生
営業推進　増尾友裕、綱脇愛、大原桂子、桐山敦子、矢部愛、寺内未来子
販売促進　池田孝一郎、石井耕平、熊切絵理、菊山清佳、吉村寿美子、矢橋寛子、遠藤真知子、森田真紀、高垣知子、氏家和佳子
プロモーション　山田美恵、藤野茉友、林屋成一郎
講演・マネジメント事業　斎藤和佳、志水公美

編集　小林英史、舘瑞恵、栗田亘、村上芳子、大住兼正、菊地貴広
メディア開発　中山景、中村悟志、長野太介、多湖元毅
管理部　八木宏之、早坂裕子、生越こずえ、名児耶美咲、金井昭彦
マネジメント　坂下毅
発行人　高橋克佳

発行所　株式会社アスコム

〒105-0003
東京都港区西新橋2-23-1　3東洋海事ビル
編集部　TEL：03-5425-6627
営業部　TEL：03-5425-6626　FAX：03-5425-6770

印刷・製本　株式会社光邦

Printed in Japan ISBN 978-4-7762-1076-4